重大慢性病住院患者直接经济负担研究

——以广西心血管疾病、肺癌及鼻咽癌为例

周丽芳 著

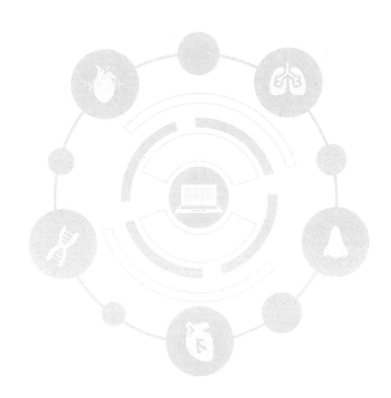

广西科学技术出版社

·南宁·

图书在版编目（CIP）数据

重大慢性病住院患者直接经济负担研究：以广西心血管疾病、肺癌及鼻咽癌为例 / 周丽芳著.—南宁：广西科学技术出版社，2023.7

ISBN 978-7-5551-1893-0

Ⅰ.①重… Ⅱ.①周… Ⅲ.①慢性病—医疗费用—负担—调查研究—广西 Ⅳ.①R4

中国国家版本馆CIP数据核字（2023）第125993号

ZHONGDA MANXINGBING ZHUYUAN HUANZHE ZHIJIE JINGJI FUDAN YANJIU
——YI GUANGXI XINXUEGUAN JIBING、FEI'AI JI BIYAN'AI WEILI

重大慢性病住院患者直接经济负担研究
——以广西心血管疾病、肺癌及鼻咽癌为例

周丽芳　著

责任编辑：李宝娟　　　　　　　　　封面设计：韦娇林

助理编辑：黎　奚　　　　　　　　　责任印制：韦文印

责任校对：苏深灿

出　版　人：梁　志

出版发行：广西科学技术出版社

社　　址：广西南宁市东葛路66号　　　　邮政编码：530023

网　　址：http://www.gxkjs.com

印　　刷：广西雅图盛印务有限公司

开　　本：787 mm×1092 mm　1/16

字　　数：200千字　　　　　　　　印　　张：9.5

版　　次：2023年7月第1版　　　　　印　　次：2023年7月第1次印刷

书　　号：ISBN 978-7-5551-1893-0

定　　价：58.00元

本书为国家自然科学基金项目"基于大数据的广西鼻咽癌诊疗成本效果动态评价研究"（71964003）的阶段性成果和广西自然科学基金项目"基于大数据的鼻咽癌诊疗成本效果动态评价研究"（2019GXNSFAA185040）的最终成果。

序

医疗是重要民生问题，是实现健康中国战略的关键环节。患者疾病直接经济负担是反映医疗保障和卫生事业发展的重要指标，能够直观反映医疗卫生服务均等化的实现程度，也是学术界、公共卫生政策制定者和人民群众重点关注的话题。周丽芳的博士学位论文研究的就是重大疾病住院患者的经济负担问题。博士毕业后，她仍然从事医疗卫生管理及科研工作，相关研究获批为国家自然科学基金和广西自然科学基金课题。她对广西鼻咽癌等疾病住院患者直接经济负担和诊疗成本效益进行研究，不断加深与升华对重大疾病住院患者经济负担这一问题的研究与体会。得知她的研究成果即将付梓，我很欣慰。

全球已经进入大数据时代。大数据能够帮助我们探究与揭示纷繁复杂世界背后的真相，指引我们更好地进行科学决策。《重大慢性病住院患者直接经济负担研究——以广西心血管疾病、肺癌及鼻咽癌为例》利用大数据及相关模型，揭示广西地区重大疾病住院患者直接经济负担的变化趋势、结构与脉络；紧扣大数据的全体性、混杂性和相关性，利用较为先进的大数据处理工具与模型，深入剖析广西地区具有典型性与代表性的重大慢性病住院患者直接经济负担。以往研究大多通过问卷调查法收集数据，但经问卷调查法收集的数据难免存在一定程度的主观干扰和抽样误差，从而导致对住院患者直接经济负担解释不全面、不精准。该书在数据收集和分析方法上较以往研究均有所突破，在充分利用医院病案首页大数据的基础上，采用合适的分析模型，直观且有力地揭示广西心血管疾病、肺癌、鼻咽癌等三大类重大慢性病住院患者直接经济负担情况。

"看病难、看病贵"一直是民生难题，医疗负担过重直接影响人民群众的获得感和幸福感。2021年广西人均国内生产总值为4.92万元，在全国排名第29位。广西地区的人民群众因病致贫、因病返贫的风险较高。该书通过对海量相关大数据进行处理分析，剖析广西地区三类重大慢性病住院患者直接经济负担，直观地揭示住院费用构成比例、变化趋势、影响因素等，为进一步减轻国家和患者的医疗负担，以及为后续医疗卫生改革提供针对性的建议，对其他民族地区也有一定的借鉴意义。

医疗卫生改革是世界各国面临的共同难题，其中降低医疗费用、减轻患者直接经济负担则是难中之难。党的二十大报告提出："推进健康中国建设。人民健康是民族昌盛和国家强盛的重要标志。把保障人民健康放在优先发展的战略位置，完善人民健康促进政策。"足见党和国家对人民健康和公共卫生事业的重视。目前，虽然广西地区住院患者直接经济负担得到了一定控制，但是医保支付方式、医院层级的不同，造成患者经济负担差异较大、就医公平性问题较为突出，医患矛盾加深的可能性仍存。为了解决和应对这一系列现实困难与挑战，该书从"三医联动"改革的角度出发，提出具体的改革实施路径，即提升三级医疗机构高质量服务水平，提高民族聚居区基层医疗服务机构服务能力，提高医保支付水平，降低药品耗材等医疗成本，从而促进医疗卫生改革目标达成，为人民提供全方位、全周期健康服务。

《重大慢性病住院患者直接经济负担研究——以广西心血管疾病、肺癌及鼻咽癌为例》一书集周丽芳博士的博士学位论文和当前研究成果于一体。她长期在医疗卫生基层工作，她的著述不仅有理论研究的深度，还有医卫实务工作者的温度。读博期间，她既勤奋调研，又照顾幼女和年迈的父母，还完成了出国留学，个中艰辛非常人所能承受。她善于结合日常工作来反思自己的研究，每次来与我讨论，我都看到她的进步。

愿丽芳在今后的研究和工作中永葆初心、不断进取，将科研中的所思所得反哺日常工作，为广西医疗卫生事业发展贡献自己的力量。

是为序。

2023 年 4 月于南宁

韦波，广西医科大学教授、博士生导师，曾任广西壮族自治区卫生厅副厅长，广西医科大学党委书记，广西壮族自治区食品药品监督管理局党委书记、局长，广西壮族自治区政协教科卫体委员会副主任，广西壮族自治区人民政府参事。

目 录

第1章

绪论

1 研究背景与意义

1.1 研究背景

医疗卫生改革是世界各国面临的共同难题，其中降低医疗费用、减轻患者直接经济负担则是难中之难。世界各国的医疗卫生费用呈不可持续的增长趋势。以美国为例，2015年，美国医疗卫生费用占其国内生产总值（gross domestic product，GDP）的17.8%；按当前的医疗科技发展及医疗卫生费用增长速度，预计2037年美国医疗卫生费用将达到GDP的25%，医疗卫生支出占联邦政府的支出将由2012年的25%增至2037年的40%，这是一种不可持续的增长，也是未来20年内美国预期国家债务增长的主要原因之一。如果不进行科学的医疗卫生经济研究并实施科学控制医疗卫生费用增长的举措，美国的医疗体系将会崩溃。多数预测显示，人口学变化、科技进步以及结构性问题是医疗卫生费用增长与国民经济增长不成比例的主要原因。

根据经济合作与发展组织报告，虽然全球经济危机导致卫生支出增长放缓，但是在欧洲的经济合作与发展组织国家，2015年卫生和长期护理公共支出却约占GDP的6%，预计2030年将增长到9%，2060年将增长到14%。

随着生物医学的创新及社会经济的发展，世界各国的医疗卫生经费也日益增长。在中国，看病就医是重大民生问题。目前"看病难、看病贵"不仅是医疗卫生界的棘手问题，还在一定程度上影响了社会的稳定及发展。

2015年中国医疗卫生经费约占GDP的5.57%，其中公共支出占63%（政府财政预算占30%，社会医疗保险占33%），个人支出仍占很大比例，如二级医院新型农村合作医疗保险（以下简称"新农合"）住院个人自付占34%，门诊自付占73%，三级医院患者自付比例更高。看病难、看病贵是导致医患关系不够和谐、医闹事件频发的重要原因之一，因此中国医疗卫生改革最大的挑战本质仍然是"钱"的问题。

目前非传染性疾病已导致巨大的经济负担，并且这种负担将在未来二十年内持续增加。宏观经济模拟分析表明，心血管疾病、慢性呼吸道疾病、肿瘤、糖尿病和精神健康疾病在2011—2030年累计会造成47万亿美元损失，约占2010年全球GDP的75%

（63 万亿美元）。

2011—2012 年，心血管疾病患者每年医疗卫生费用为 3 166 亿美元，包括直接经济负担（医院服务、医生诊疗服务及其他专业服务、处方药等）1 931 亿美元和间接经济负担 1 235 亿美元。相较而言，肿瘤患者每年的医疗卫生费用较少，2011 年肿瘤直接经济负担为 887 亿美元（50% 为门诊或医生诊疗服务，35% 为住院服务及 11% 为处方药）。据预测，到 2030 年 40.5% 的美国人将患有某种心血管疾病，2010—2030 年，心血管疾病相关直接经济负担将增长近 3 倍（从 2 730 亿美元增长到 8 180 亿美元），间接经济负担也将增长约 60%（从 1 720 亿美元增长至 2 760 亿美元）。欧盟国家 2003 年心血管疾病的经济负担为 1 690 亿欧元，其中德国和英国约占了 54%。这些经济负担中，医疗费用约占 62%，生产力损失（间接经济负担）约占 21%，其他专业服务约占 17%；按病种分析，慢性心脏病约占 27%，脑血管疾病约占 20%。据 WHO 统计，中国 80% 的死亡是非传染性疾病和损伤导致的。2013 年广西心血管疾病患病率较高，在所有慢性病中占比较大，如高血压患病率为 97‰，糖尿病为 22‰，心脏病为 8‰，脑血管病为 5‰，分别占慢性病构成的 42%、9%、3% 和 3%。2014 年中国心血管疾病患者约有 2.9 亿人。

2012 年全球肺癌新发病 180 万例，死亡 159 万人，肺癌仍保持为全世界发病率最高、男性致死率最高的癌症。自 2010 年起，肿瘤已成为中国第一大致死因素，其中肺癌是最主要的肿瘤之一。2015 年新发肺癌病例中，男性 509 300 例，女性 224 000 例；死亡病例中，男性 432 400 例，女性 177 800 例。肺癌的发病率和死亡率在男性所有癌症中居首位；死亡率在女性中居首位，发病率居第二位（仅次于乳腺癌）。广西的肺癌死亡率为 11.53/10 万，其中男性为 15.61/10 万，女性为 7.13/10 万。在男性恶性肿瘤死亡顺位中，肺癌死亡居第二位。住院费用是肺癌患者经济负担的主要影响因素。据报道，2008 年中国肺癌患者人均住院费用为 1 567 美元，在中国 30 种常见病中排名第 17 位；2005 年肺癌 CPS 和日均费用较 1999 年分别增长 16% 和 13%。因此，肺癌住院费用给患者及其家庭和社会造成了极大的经济负担。

鼻咽癌（nasopharyngeal carcinoma，NPC）是常见的头颈部恶性肿瘤之一，多发于中国南方地区及海外华侨与华裔人群，发病具有明显的种族及地区差异。20 岁以上人群发病率随年龄增长而增长，45 ～ 60 岁达到高峰。根据国际癌症研究机构（International Agency for Research on Cancer，IARC）的数据，2018 年约有 129 000 例新发鼻咽癌病例，占所有癌症诊断的 0.7%，其中东亚和东南亚最多，占比超过 70%。全世界超过 40% 的鼻咽癌患者聚集在中国，中国鼻咽癌年龄标化（世界）发病率为 3.0/10 万人。在中国，鼻咽癌死亡率为 1.2/10 万，高于世界平均水平（0.7/10 万），鼻咽癌对中国人民的生命健康造成很大的威胁。广西是中国鼻咽癌高发地区之一，鼻咽癌发病率和死亡率远高于全国平均水平。1983—1997 年广西苍梧男性鼻咽癌发病率增长了 3.57%。鼻咽癌死亡率位居广西所有肿瘤死亡率的第 6 位。

近年来，各国医疗费用呈快速增长的趋势。2019 年中国癌症治疗费用达 14 018 亿元，占全国 GDP 的 1.7%。2006 年广东梅州鼻咽癌患者住院费用较 2003 年增长了 182%。住院费用与住院天数、医保类型、疾病分期、治疗方法等因素有关，但是这些研究样本量较小，因此基于大数据开展心血管疾病、肺癌及鼻咽癌住院患者医疗费用及其影响因素研究，对医疗费用的控制及稀缺医疗资源的有效利用意义重大。

心血管疾病、肺癌及鼻咽癌在中国及广西的发病率、死亡率及总体经济负担相当高，而针对这三大类疾病的患者住院直接经济负担研究较少，关于治疗费用构成、费用变化趋势及相关影响因素等方面问题还有待深入研究。

因此，有必要对中国心血管疾病、肺癌及鼻咽癌住院患者直接经济负担进行分析。首先，从经济层面看，理论上经济的发展会刺激患者就医需求，而中国经济发展速度相当快，因此可能会间接提高患者医疗费用和增加经济负担。其次，中国现有的关于心血管疾病、肺癌及鼻咽癌等疾病的患者医疗负担研究大多已过时，且样本量很小。再次，之前的研究大多是针对经济发达地区，如北京、上海等地，不能代表中国广大欠发达地区患者的医疗负担情况。最后，针对少数民族地区心血管疾病、肺癌及鼻咽癌等疾病患者医疗负担研究较少。

中国是一个拥有 34 个省级行政区的大国，各地区间发展很不平衡。从面积上看，广西位于中国西南欠发达地区，省域面积居全国排名第 9 位；从经济上看，2020 年广西 GDP 在全国排名第 19 位，人均 GDP 约为 7 450 美元，每千人口卫生资源拥有量仍居全国中后列。因此，广西医疗卫生相关情况的研究，对中国其他欠发达地区和世界上其他欠发达国家有一定的借鉴意义。

传统疾病经济负担研究主要通过抽样调查获取流行病学数据及患者就医相关费用等信息，经过多年的研究和实践，发挥着重要的循证作用。但是该研究方法需耗费大量的人力、财力、物力和时间，且所得数据质量可能受调查表设计的科学性、调查人员及受访人员态度与素质的影响，因此在客观性及科学性上存在一定问题。大数据方法具有数据全体性的特点，与传统方法相比受到数据抽样及主观因素影响较小，理论上耗费的人力、物力及财力较少且所得研究结果更客观。在大数据技术飞速发展的今天，如何利用医疗大数据为卫生管理及卫生经济研究服务，是研究学者及管理者关心的热点问题，也是国家重视的研究方向。2016 年 6 月，国务院办公厅印发《关于促进和规范健康医疗大数据应用发展的指导意见》，要求加快推进基础平台和数据中心建设，鼓励利用新技术、新理念和新模式，实现医疗卫生改革目标。

1.2　研究意义

本研究顺应国家相关政策要求，紧紧围绕大数据的全体性、混杂性及相关性特点，采用病案首页数据和运用大数据思维，并基于广义附加模型（generalized additive models，GAM）和广义线性模型（generalized linear models，GLM）在 R 语言下对广西心血管疾病、肺癌住院患者 2013 年 1 月至 2016 年 5 月的直接经济负担以及鼻咽癌住院患者 2014 年 1 月至 2020 年 12 月的直接经济负担进行深入研究，探讨广西住院患者看病是否真的"贵"。同时，本研究还探讨了心血管疾病、肺癌和鼻咽癌住院患者直接经济负担的主要影响因素，特别是患者的性别、年龄、民族、职业、支付方式等，以及各个要素之间的相关性。正确理解这些相关性有助于提高医疗卫生服务的可及性及效率。此外，本研究还分析了住院患者直接经济负担的构成及其时间变化趋势。这些实证研究结果及相关结论有助于广西政府评估医疗卫生状况，并为其调整和制定相关政策提供参考，进一步改善广西医疗卫生服务水平及提高医疗卫生资源利用率，也可为中国其他欠发达地区和其他欠发达中国家提供参考。

2　研究综述

2.1　疾病经济负担研究综述

WHO 将疾病经济负担称为疾病和损伤经济影响，指疾病和损伤造成的宏观经济层面（社会层面）及微观经济层面（患者、单位及政府）的经济影响。在不同的研究类型中，疾病经济负担的定义不同。在疾病成本（cost of illness，COI）研究中，疾病经济负担指由于疾病或损伤及其所造成的失能或早死给患者及其家庭和社会带来的经济损失，包括直接经济负担、间接经济负担和无形疾病经济负担；而直接经济负担包括直接医疗负担（主要是住院费、门诊治疗费等）、直接非医疗负担（营养费、误工费、交通费等）。

2.1.1　疾病经济负担研究类型

疾病经济负担研究可以追溯到政治经济学之父威廉·配第（William Petty，1623—1687 年）提出的研究理论和方法。在《赋税论》等著作中，威廉·配第从劳动价值论的观点出发，论述了当时由于瘟疫流行给英国带来的经济损失，并且对防治传染病所需的费用及其效益做过深入的分析。20 世纪 60 年代西方卫生经济界才开始直接研究疾病经济负担，主要研究类型包括 COI 研究、增长回归模型、校准模型、可计算一般均衡（computable general equilibrium，CGE）模型及全收入模型。

2.1.1.1　COI 研究

1966 年，Rice 首次详细地介绍了疾病经济负担研究方法，并把疾病经济负担称为 COI 研究或疾病经济成本。1982 年，Hodgson 和 Meiners 提出了 COI 研究指南，这是第一个用于估计社会或人群水平的疾病负担方法，并且是迄今为止最常用的研究方法。COI 研究把特定疾病经济负担分为直接成本［由疾病而产生的费用（包括医疗、旅行费用等）］和间接成本（由于减少工作时间而造成的生产损失的价值，被称为"无形成本"）。将直接成本和间接成本相加，得出疾病对社会造成的总成本，通常表示为当前GDP 的百分比，以此评估疾病对卫生保健资源的消耗和生产损失对整个社会造成的经济负担。其隐含的假设是：如果经过干预，根除了疾病，疾病经济负担则代表卫生保健干预而产生经济效益。

在单个指数年度发生的所有成本，无论是新的还是之前存在的成本，都会计算在内。根据定义，无形成本被假定为不可量化成本；直接成本包括用于每种疾病的预防、治疗和康复的成本。1967 年，Rice 和 Cooper 拓展了直接成本的定义，增加医疗研究、培训和医疗资本投资等支出。在可衡量的情况下，除医疗卫生部门以外的成本，其他成本如路费、特殊食品、设备、服装、修改房屋和汽车等也包含在内。

间接成本即生产损失，与发病率和死亡率导致的工作时间缩短有关。COI 研究基于当年的发病率，将指数年度中所有病例因病丧失的时间都加到那一年因特定疾病死亡的人员所丧失的潜在工作年数，使用性别和年龄相关的劳动力参与率来评估社会总工作时间的损失比例（假设失业率不变），然后将这一损失的时间乘以各自的总工资率，得出指数年度疾病间接成本的总（贴现）估计值。此法认为人与人之间是平等的，故使用平均收入。

间接成本也包括家庭主妇未就业带来的损失，旨在消除对这部分妇女劳动的偏见。有些研究使用具有类似特征的妇女的实际工资或家庭工人的平均工资来计算家庭主妇的工资。1976 年，Cooper 和 Rice 否定了这种方法，他们认为这种方法适用于劳动力中可能未充分就业或季节性失业的人。

大部分 COI 研究基于患病率法，而基于发病率的方法被认为是一种进步。在此法中，直接成本和间接成本的定义没有改变，但仅对指数年度发生的新病例进行估算。由于慢性病（如艾滋病病毒感染或精神障碍）的直接成本和间接成本可能在发病后的多年内产生，发病率法需基于发病率预测疾病自然进程和治疗模式随时间的变化、死亡的时间及与年龄等有关因素情况。而对于持续时间短的急性病，患病率和发病率方法是相同的。发病率法更适合研究预防疾病的潜在好处，但数据更难获取，因此有一定的适用难度。

COI 研究是最常见的医疗卫生经济研究方法之一，被世界银行、WHO 和美国国家卫生研究所等组织机构广泛使用。

2009 年，WHO 制定了《WHO 疾病和损伤经济影响识别指南》(以下简称《WHO 指南》)，提出了 COI 研究的一些缺陷：疾病成本法虽然与疾病或伤害的社会影响有关，但是在某种程度上似乎不能从宏观经济水平提供一个适当的模式；通过关注卫生部门支出和损失的劳动生产率，COI 研究只提供了疾病对真正宏观经济影响的一个非常局部的描述，没有充分考虑疾病或损伤对资本积累、人力资本投资、人口变化和经济增长的影响，不适合用于宏观经济层面的疾病经济负担研究。然而，疾病成本计算的要素，特别是与直接成本有关的因素，如特定疾病实体或损伤类别的健康消费或支出水平等，仍然可以用于解决具体问题。

2.1.1.2 其他疾病经济负担研究方法

《WHO 指南》还总结了以下 4 种宏观经济层面的疾病经济负担研究方法。①增长回归模型。迄今为止，大多数经济增长研究都使用回归分析法来估计健康指标（如总体预期寿命或疾病特异性死亡率）的跨国差异对经济增长或 GDP（其关键决定因素被认为是人力资本、有形资本和劳动）的影响。结果表明，不良的健康状况对经济增长只有轻微影响。这些研究的重点是如何准确地将财富的变化归因于健康。②基于模拟的校准模型。校准模型不是直接通过回归分析估计健康状态和经济增长之间的关系，而是使用先前建立的关键模型参数值（如劳动力供应或总储蓄率）来模拟预期寿命或死亡率变化对这些参数的影响，从而影响经济增长。该方法的主要局限在于参数值通常必须从不同的环境中获取。③ CGE 模型。该模型偏离了更常用的部分均衡模型，展示了不良健康对市场经济所有部门的影响。这一模型提供了不良健康对市场后果的最完整评估，特别适合评估健康状况（如禽流感、SARS、艾滋病病毒）对各部门的影响。主要的缺点是模型较复杂，研究成本较大，且没有获得任何非市场效应，如失去家庭生产的价值或对健康本身的影响。④全收入模型。将统计寿命的估计值（value of statistical life，VSL）与疾病或损伤的损失年数相加，作为总体因伤害损失的收入。这种方法超出了纯粹的基于市场的损失。然而，计算 VSL 的方法仍然存在争议，因为它只代表了因疾病或损伤造成的经济福利损失。

上述 4 种宏观疾病健康经济负担（影响）研究方法由于在数据来源上较难获取（各种研究类型的总结详见附录表 1），因此目前应用相对较少，大多数疾病经济负担研究为 COI 研究。本研究针对心血管疾病、肺癌及鼻咽癌住院患者直接经济负担进行研究，属于 COI 研究范畴。因此，本研究综述主要围绕 COI 研究开展。

2.1.2 疾病经济负担的研究历程

2.1.2.1 早期疾病经济负担研究

早期疾病经济负担研究主要处于方法建立和逐步完善阶段。1950 年，Malzberg 开展的精神病间接经济成本研究，被认为是第一个正式的疾病经济负担研究。1956 年，Feynolds 开展了英国道路交通事故经济负担研究。1958 年，Feins 建立了精神病经济负担理论框架。1962 年，Mushkin 进行了卫生投资评价。1964 年，Klarman 进行了梅毒的疾病经济成本研究，建立了疾病经济成本的一般方法论，探讨了许多重要的方法论问题，包括贴现方法、就业率的计算、同时存在多种疾病的处理问题、转移支付的问题以及家务劳动的价值问题。1966 年，Rice 在总结前人的研究经验和成果的基础上，提出了年度疾病经济负担计算理论方法框架，即按主要诊断和主要医疗卫生服务计算疾病直接经济负担的方法，以及按性别和劳动力状况进行间接经济负担分析的方法，并对美国 1963 年主要疾病成本和负担进行了研究。他将疾病经济负担按服务种类分为医院服务、医生诊所服务、养老院服务、牙科医生服务、护理院服务及其他专业服务。结果表明，美国当年疾病直接经济负担（总医疗卫生服务）为 225.3 亿美元，间接经济负担为 237.73 亿美元；占医疗卫生总费用前三的大类疾病分别是消化系统疾病（18.5%）、精神心理疾病（10.7%）和循环系统疾病（10.1%），而占住院费用前三的大类疾病分别为精神心理疾病（17.8%）、消化系统疾病（11.5%）和循环系统疾病（11.0%）。1976 年，Rice 和 Cooper 合作，进一步阐述了他们于 1966 年提出的方法。1977 年，Paringer 和 Berk 在更新 Rice 的方法基础上对美国 1975 年疾病经济负担进行分析。20 世纪 70 年代，数以百计的研究计算了各种特定防治措施、疾病的经济成本和负担。1982 年，Thomas 等人在总结前人经验的基础上提出了疾病成本分析方法学，对疾病直接和间接经济成本分析提出了指导性原则，特别是对成本分类、数据收集方法、间接成本、贴现率、双算（重复计算）、非金钱成本、具体疾病成本计算特征等问题进行阐述。

中国经济学界和卫生界对疾病经济负担的研究时间不长。在 20 世纪 70 年代，广西计算了麻疹的疾病经济负担。20 世纪 80 年代初，天津市妇产科医院提出疾病费用统计问题，并开展了初步的调查研究；哈尔滨医科大学探讨了疾病经济负担的理论，提出了以劳动力再生产理论为依据分析和计算疾病经济负担。1981 年，甘肃省计算了麻疹的疾病经济负担，江苏省提出了治愈病例医疗费的概念。1982 年以来，中国学术界对疾病经济负担的研究向纵深发展，如江苏地区有人研究和计算了一些疾病的直接经济负担和间接经济负担。1984 年，有学者对天津市 128 例出院的痔疮手术患者及 85 例肺炎患儿家属进行疾病经济负担调查；有学者对黑龙江省 50 例阑尾炎、50 例小儿肺炎疾病经济负担做了相关调查，并对其总负担水平和住院费用在直接经济负担中的比重、个人与家庭自付费用占家庭收入的比重、有关影响因素的平均水平等做了分析。

早期研究的数据主要通过调查获取，纳入疾病直接经济负担研究的医疗卫生服务种类有医院服务、医生诊所服务、养老院服务、牙科医生服务、护理院服务及其他专业服务等，数据分析处理相对简单，大多只是按年度列出各变量的数据和总金额。

2.1.2.2 近期疾病经济负担研究

近期疾病经济负担在研究内容上形成国际化、围绕医疗费用过快增长、重视现代统计分析模型的应用等新特点，并围绕医疗卫生费用增长原因和控制策略进行研究。

特点一：国际化。随着经济发展、全球化的深入，医疗卫生交流与合作日益频繁，医疗卫生研究也进一步国际化。诸多学者开展了疾病经济负担的国际比较研究，主要代表人物是 Gerdtham，他主要论述多国医疗卫生费用比较及影响因素研究方法。此外，Heijink 围绕疾病经济负担也进行了国际比较研究。2006 年，英国牛津大学发表了欧洲心血管疾病经济负担研究报告，首次对欧洲各国心血管疾病经济负担进行比较研究，数据表明国民收入与医疗卫生费用呈正相关。2008 年，WHO 发表了全球疾病负担报告，按区域、年龄、性别及国家收入水平对全球疾病经济负担进行分析，并对 2030 年全球疾病经济负担进行预测。与此同时，也出现了大量的各种形式的疾病经济负担研究。例如，有研究表明美洲锥虫病全球经济负担为每年 71.9 亿美元，其中 10% 以上的费用来自美国和加拿大；此外，美洲锥虫病会引起多种并发症，很大一部分经济负担来自心血管疾病诱发的早期死亡的生产力损失。1990—2010 年，全球精神和物质使用障碍的经济负担增加了 37.6%，其中大多数障碍是由人口增长和老龄化引起的。2010 年，精神和物质使用障碍占全世界所有伤残调整寿命年（disability-adjusted life year，DALY）的 7.4%。而一项关于美国和英国肥胖症的研究显示，到 2030 年美国和英国将分别有 6 500 万和 1 100 万肥胖成年人，因肥胖症再增加 6 000 万～8 500 万例糖尿病患者、5 700 万～7 300 万例心脏病和脑卒中患者、49.2 万～66.9 万例癌症患者，两国共损失 2 600 万～5 500 万质量调整寿命年（quality-adjusted life year，QALY）。到 2030 年，美国治疗这些可预防疾病的相关费用预计每年增加 480 亿～660 亿美元，英国每年增加 19 亿～20 亿英镑。因此，通过有效的政策促进更健康的体重将会减轻疾症经济负担，产生良好的经济效益。

一项关于欧洲肺炎的研究表明，在欧洲肺炎相关治疗费用每年为 101 亿欧元，其中住院费用为 57 亿欧元，门诊医疗费用为 5 亿欧元，药费为 2 亿欧元，因有效工作时间损失造成的间接费用达 36 亿欧元，各国住院费用和门诊医疗费用水平差异较大。一项全球非传染性疾病经济负担研究提示，世界各国正面临非传染性疾病挑战，决策者应尽快找到与贫穷相关的卫生健康不平等问题的解决办法。

特点二：围绕医疗费用过快增长问题。有文献表明，从 2000 年起美国每年都有 140～150 篇关于疾病经济负担的研究论文发布。2006 年，Leungo 等人基于患病率法对英国 2004 年的心血管疾病经济负担进行研究，结果表明英国国家医疗服务体系（National Health Service，NHS）全年心血管疾病费用为 157 亿英镑，占 NHS 全年卫生费用的 21%；而心血管疾病患者住院费用最多，占 63%。2009 年，Gerthman 等人收集了瑞典 1998—2003 年住院患者的数据，采用面板数据回归法对糖尿病相关疾病住院费用进行分析，发现伴有并发症患者的住院费用是无并发症糖尿病患者住院费用的两倍。但是由于这些研究所采取的方法、探讨的费用类别等不一致，因此很难对这些同类别研究的结果进行比较。

Newhouse 通过残余方法，回顾非科技因素造成医疗费用增加的情况，发现医疗费用增加的主要原因是医学能力的提高。而 Penden 等人通过回归分析，发现医疗费用增长的主要原因是医疗保险高水平报销以及新医疗技术的研发与应用。Matteo 采用时间作为科技变化的轴，认为科技进步是 1975—2000 年间美国和加拿大实际人均医疗卫生费用增长的主要原因。通过比较美国、加拿大和德国的医疗技术，发现美国先进医疗技术过多集中在三级医院，因此要控制美国医疗费用增长，建议改善技术高度集中的现状。

发达国家对疾病经济负担研究较为重视，且强调成果应用和政策执行。发展中国家也在逐步重视疾病经济负担研究和成果应用。中国目前有超过 2.6 亿非传染性疾病患者，非传染性疾病死亡占人群死因构成的 85%。胡建平通过二步模型法测算出 2003 年中国全部疾病直接经济负担为 6 590.40 亿元，而非传染性疾病占绝大多数，为 4 847.73 亿元。在中国，看病贵是社会关注的一大问题，学者也纷纷从不同角度分析探讨医疗费用和疾病经济负担及其主要影响因素。如吕红亮从四川省 6 所医院的医疗信息系统（hospital information system，HIS）提取数据，分析肺癌患者住院费用影响因素；高月霞等人从病案首页提取数据，分析肺癌住院费用构成情况，探讨住院费用增长原因；肖思采用入户调查的方式获取数据，对武汉肺癌患者的经济负担进行分析并探讨医保政策对疾病经济负担的影响；李蒙基于病案首页数据对广西原发性肝癌患者的经济负担进行分析。

特点三：重视现代统计分析模型的应用。随着医学及生物统计学的发展，学者开发了多种模型进行疾病经济负担研究，主要有以下 5 种。

（1）POHEM 模型。该模型由加拿大学者开发。有学者用该模型整合肺癌相关危险因素、发病率、肺癌类型、病程分期、治疗手段和医疗资源消耗等数据，模拟一个具有典型人口学特征和疾病史的加拿大人因肺癌初次诊断到 5 年后（或死亡）期间发生的直接医疗费用。模型中的治疗手段采用加拿大国家肿瘤研究所建议的标准治疗方案，有关危险因素、发病率、肺癌类型和病程分期的数据从医学文献中取得，医疗费用从国家统计局取得。

（2）Markov 模型（M 模型）。法国学者利用该模型测算肺癌直接经济负担，以 10 家各种类型的医疗机构在 1998 年 7 月 1 日至 1999 年 6 月 30 日间因初次诊断肺癌而就诊的患者群体为样本进行研究。以此样本作为基线调查，观察治疗方法和直接经济成本（包括住院费、医疗费和交通费）的关系，并利用 M 模型计算出法国肺癌患者从初次诊断到 18 个月后（或死亡）的直接经济成本。根据基线调查的数据，把不同病理类型和不同阶段的患者分为 L_1（一线治疗）、L_2（二线和三线治疗）、R（完全缓解或部分缓解）、PC（姑息治疗）和死亡等不同级别，再分析其经济负担。

（3）MM 模型（Markov micro-simulation model）。伊朗采用 MM 模型预测糖尿病患者人口规模及相关经济负担，从全国健康调查中提取不同年龄组、性别组的发病率、患病率情况，包括已诊断糖尿病和未诊断糖尿病的情况，以此估算出 2009 年伊朗有 378 万例糖尿病患者（274 万例已诊断和 104 万例未诊断），预计到 2030 年，这组数字将达到 923 万（673 万已诊断和 250 万未诊断）；2009 年糖尿病患者平均直接经济负担为 556 美元（标化后为 221 美元），平均间接经济负担为 689 美元（标化后为 619 美元）。2009 年，伊朗糖尿病经济负担为 36.4 亿美元，包括 17.1 亿美元直接经济负担和 19.3 亿美元间接经济负担；预测 2030 年糖尿病经济负担为 90 亿美元，包括 42 亿美元直接经济负担和 48 亿美元间接经济负担（按 2009 年的美元计价）。

（4）Markov 连环模型。有学者采用该模型对美国、法国、英国、德国和意大利 5 个国家的非酒精性脂肪肝（nonalcoholic fatty liver disease，NAFLD）的临床负担和经济负担进行评价。

（5）EPIC 模型。Alkire 等采用 EPIC 模型对所选择的外科疾病给一个国家或地区的劳动力和资本带来的影响以及相关经济损失进行研究，并对这些外科疾病 2015—2030 年产生的全球经济负担进行预测。

综上所述，近期疾病经济负担研究以大数据为主，因此数据获取相对容易，不需要花费太多时间去调查收集。虽没有人为主观填报数据所产生的偏差问题，但会遇到数据缺失、数据准确性低等情况，借助现代计算机与统计分析技术能较好地解决这些问题。数据来源主要是国家卫生信息网、医保信息网、病种登记信息网、WHO 官网、美国医疗支出小组调查、基于人口的卫生管理数据等。主要基于 COI 理论，从社会、医疗卫生体系、医疗服务提供者、医保、工作单位、患者等视角，对直接经济负担和（或）间接经济负担进行分析，大多采用自上而下的方法收集数据，根据发病率、死亡率、资源使用和疾病相关成本的总数估算总疾病经济负担，再通过当前和外推数据组合进一步分析预测未来疾病经济负担。还有学者使用计量经济学方法来估算付款人（医疗保险、医疗补助、私人保险公司、其他公共付款人和现金支付）和服务类型（住院、门诊 / 办公室、处方和其他）的癌症医疗支出归属。

2.1.3　相关重大慢性病住院患者经济负担研究

2.1.3.1　国外关于心血管疾病住院患者经济负担的研究

心血管疾病是一组以心脏和血管异常为主的循环系统疾病，主要包括风湿性心脏病、高血压性心脏病、缺血性心脏病、脑血管疾病、肺源性心脏病及肺循环疾病、先天性心脏病及外周血管病变等，其中高血压、冠心病、脑卒中对人类的健康危害最为严重。20 世纪 50 ～ 60 年代，一些西方国家出现了心血管疾病的大流行，在这些国家心血管疾病占总死亡原因的 50%，给国家经济及劳动力储备造成了很大的负担，引起了医学界乃至全社会的恐慌。因此，加强对心血管疾病流行特点和防治规律的研究成为医学界的共识。1948 年由 Dauber 领导的美国 Framingham 研究和 1950 年由 Ancel Key 领导的七国研究奠定了心血管流行病学的基础，被誉为心血管流行病学发展的基石和里程碑。此后才产生了关于心血管疾病的经济负担研究。

随着生物医学的创新及社会经济的发展，世界各国的医疗卫生经费也日益增长。1965年，美国卫生教育及社会福利部对 1962 年全国心血管疾病和肿瘤经济负担进行了研究，数据来源于多个方面，主要是国家卫生学院公共卫生服务部以及政府和私立单位提交给科学信息交流中心清洗的数据。结果表明，1962 年美国心血管疾病和肿瘤的经济负担为431 亿美元，直接经济负担高达 43 亿美元，间接经济负担为 388 亿美元。1980—2006年冠心病和脑血管疾病的住院率显著下降，男性冠心病患者住院率每年下降 2.24%，脑血管疾病患者住院率每年下降 1.55%；女性冠心病患者住院率每年下降 2.36%，脑血管疾病患者住院率每年下降 1.34%。因冠心病和脑血管疾病住院的患者的绝对数持续增加，而住院率下降的原因是人口老龄化。此外，因心力衰竭（以下简称"心衰"）而住院的患者比例显著提高，男性每年增长 1.20%，女性每年增长 1.55%；约 50% 的男性心衰患者和 40% 的女性心衰患者合并有冠心病、慢性阻塞性肺病、糖尿病、肾功能衰竭或肺炎。

2000—2010 年间，美国心血管疾病患者住院手术量从 5 939 000 台次增加到 7 588 000台次，增长 28%；2008—2012 年间，美国非住院经皮介入手术量从 60 405 台次增加到106 495 台次，而住院经皮介入手术量从 363 384 台次下降到 295 434 台次。根据 2012年美国医疗卫生费用及资源使用统计，心血管疾病手术患者平均住院费用为 78 897 美元，血管重建手术平均住院费用为 149 480 美元，经皮介入手术平均住院费用为 70 027美元。2011—2012 年间，美国心血管疾病及脑卒中患者每年医疗卫生费用为 3 166 亿美元，包括 1 931 亿美元直接经济负担（医院服务、医生诊所服务及其他专业服务、处方药等）和间接经济负担 1 235 亿美元。相较而言，肿瘤患者的费用更少，美国 2011 年肿瘤直接经济负担为 887 亿美元（50% 为门诊服务或医生诊所服务，35% 为住院服务，11% 为处方药）。

美国心脏学会研究出一种预测心血管疾病医疗费用的方法，可以避免重复计算患有多种心血管疾病患者的医疗费用，并预测到 2030 年 40.5% 的美国人将患有某种心血管疾病；2010—2030 年间，心血管疾病相关直接经济负担将增长近 3 倍，从 2 730 亿美元增长到 8 180 亿美元，间接经济负担也将增长约 60%，从 1 720 亿美元增长到 2 760 亿美元。而心衰患者 2012—2030 年直接经济负担将从 210 亿美元增长到 530 亿美元（按2010 年美元价值计算）。研究表明，不同医院、不同手术难度的患者住院费用不同，如美国学者通过对 27 所医院 12 718 台手术患者住院费用进行分析，发现最低费用为二尖瓣修补术，中位费用为 25 499 美元；最高为 Norwood 手术患者，中位费用为 165 168 美元。Norwood 手术费用最高的医院，患者平均住院日为 50.8 天，重大并发症发生率为

50%；费用最低的医院，患者平均住院日为 31.8 天，重大并发症发生率为 25.3%。同时发现，业务量大的医院复杂手术患者的住院费用较低。

1995 年，英国心衰患者直接经济负担为 7.16 亿英镑，占英国 NHS 费用的 1.83%，其中住院费用和处方药费分别占 69% 和 18%。2000 年，心衰患者直接经济负担达 9.05 亿英镑，占英国 NHS 费用的 1.91%。2001—2010 年英国平稳 CAD 患者的平均终生医疗费用为 62 210 英镑（95% 可信区间为 33 724 ～ 90 043 英镑），QALY 为 12.0 年（95% 可信区间为 11.5 ～ 12.5 英镑），对于 10% 的高危人群，这两个数值分别为 35 549 英镑（95% 可信区间为 31 679 ～ 39 615 英镑）和 2.9 年（95% 可信区间为 2.6 ～ 3.1 英镑）。

2003 年欧盟国家心血管疾病的经济负担为 1 690 亿欧元，其中德国和英国共占 54%。这些经济负担中，医疗费用占 62%，生产力损失占 21%，其他专业服务占 17%；按病种分析，慢性心脏病占 27%，脑血管疾病占 20%。

在美国及欧洲，心衰在住院原因中居首位，占总住院患者的 1% ～ 2%。全球住院心衰登记网显示，心衰患者平均住院日为 4 ～ 20 天，住院死亡率为 4% ～ 30%。

一项对 197 个国家（地区）（世界人口的 98.7%）的心衰患者相关研究显示，2012 年心衰总经济负担为 1 080 亿美元，直接经济负担约占 60%（650 亿美元），间接经济负担约占 40%（430 亿美元），其中高收入国家（地区）占了大部分。发达国家心衰患者经济负担占总医疗卫生预算的 1% ～ 2%，其中住院费用占很大部分。研究表明，荷兰和瑞典等国家的心衰患者相关费用都在增长，且优化药物治疗是降低疾病经济成本最有效的方法。

国外有研究表明，心血管疾病相关经济负担在总医疗卫生费用中占比很大，且呈不断增长的趋势，其中住院患者直接经济负担是主要构成部分。研究数据来源主要是国家卫生信息网、医保信息网、病种登记信息网、WHO 官网、美国医疗支出小组调查等，研究理论基础主要是 COI，主要从社会视角对直接经济负担和间接经济负担进行分析，通过自上而下的方法收集数据，然后根据发病率、死亡率、资源使用和疾病相关成本的总数估算总疾病经济负担，并使用当前和外推数据组合进一步分析预测未来疾病经济负担；同时，注重从业务量、技术及管理水平比较分析医疗负担情况。国外相关研究为本研究在理论基础、研究方法和统计分析方法上提供了可借鉴的经验。

2.1.3.2　国内关于心血管疾病住院患者经济负担的研究

随着中国社会经济的发展，国民生活方式发生了深刻的变化，尤其是人口老龄化及城镇化进程的加速，中国心血管疾病危险因素流行趋势呈明显上升态势，这导致了心血管疾病患者发病数持续增加。2011 年 7 月 26 日世界银行发布的《创建健康和谐生活：遏制中国慢性病流行》显示，2010—2040 年，如果中国心血管疾病死亡率每年下降 1%，30 年所带来的经济效益将超过 10.7 万亿美元，相当于 2010 年实际 GDP 的 68%；

但是，如果中国不采取任何的有效防控措施，则 40 岁以上的中国人罹患心血管疾病、慢性阻塞性肺部疾病、糖尿病和肺癌的人数在未来 20 年将可能增加到现在的 2～3 倍。这些疾病负担将会加剧中国因人口老龄化和劳动力减少所造成的经济和社会负担。2014 年，中国心血管疾病致死位于城乡居民死亡原因的首位。目前，全国有心血管疾病患者约 2.9 亿，其中高血压患者 2.7 亿、脑卒中患者 700 万、心肌梗死患者 250 万例、心衰患者 450 万例、肺心病患者 500 万例、风湿性心脏病患者 250 万例、先天性心脏病患者 200 万例，每 5 个成人中就有 1 人患有心血管疾病。心血管疾病患者数量的迅速增长不仅增加了失能和残障的可能性，造成了巨大的劳动力损失，而且也加速了疾病诊断、治疗费用上涨，给患者及其家庭和社会均带来了极大的痛苦和严重的经济损失，加大了家庭和社会的疾病经济负担。

根据 20 世纪 50～60 年代国内心血管疾病住院人数的调查显示，心血管疾病住院人数占内科住院总人数的 4.7%～16.3%，常见病依次为风湿性心脏病、高血压性心脏病、慢性肺源性心脏病、冠心病、先天性心脏病等；90 年代心血管疾病住院人数占内科住院总人数的 24.24%，常见病依次为冠心病、心律失常、风湿性心脏病、高血压性心脏病、心肌病等。研究表明，住院病因排在前 3 位的为高血压性心脏病、冠心病和心律失常。近几年来，以心脑血管疾病、糖尿病等为代表的非传染性慢性病已严重影响中国人民健康，并成为医疗费用过度增长的重要原因。

（1）住院患者年龄、性别构成情况。2013 年，中国医院心脑血管疾病患者出院总量为 1 599.62 万人次，占同期出院总量的 12.47%；其中，心血管疾病患者出院总量为 833.81 万人次，占同期出院总量的 6.50%；脑血管疾病患者出院总量为 765.81 万人次，占同期出院总量的 5.97%。男性心血管疾病的年均发病率为 3.4‰，女性为 1.8‰，男性发病率是女性发病率的 1.9 倍（$P < 0.001$）。住院患者中男性数量多于女性。50～70 岁年龄段分布占整个年龄段的 58.04%，其中 60～70 岁年龄段居首位，50～60 岁年龄段居第 2 位。心血管疾病的住院病死率和慢性病死亡率已呈下降趋势，从 20 世纪 90 年代初的 8.34% 下降到 90 年代末的 2.38% 及近年的 1.36%。2007—2012 年间，北京市先天性心脏病患者年龄标化住院病死率总体呈下降趋势（$P < 0.001$），6 年间下降了 66.2%。

（2）住院费用及其变化趋势。中国心脑血管疾病总住院费用和次均住院费用（CPS）逐年上升。2013 年急性心肌梗死（acute myocardial infarction，AMI）的总住院费用为 114.70 亿元，颅内出血的为 192.38 亿元，脑梗死的为 398.08 亿元；排除物价因素的影响，自 2004 年以来，年均增长分别为 33.46%、19.86% 和 25.37%。CPS 中 AMI 为 23 236.1 元，颅内出血为 15 171.8 元，脑梗死为 8 434.6 元；排除物价因素影响后，自 2004 年以来，年均增长速度分别为 8.67%、6.50% 和 2.28%。北京市先天性心脏病患者 CPS 中位数为 25 408 元，日均住院费用（CPD）中位数为 2 149 元；男性 CPS 中位数为 26 064 元，高于女性的 24 823 元；CPS 中位数和 CPD 中位数随时间呈上升趋势，2012 年较 2007 年分别上升了 14.1% 和 38.1%。2009—2013 年，广东地区 18 岁以上的心血管外科患者 CPS 为 86 839.89 元。

（3）住院费用的构成情况。有研究表明广东诊疗劳务费用（包括临床诊疗费、手术费和麻醉费）占比为 29.9%，而药费、材料费和医技检查费占比为 70.1%。熊峻岭对某三甲医院 2010—2012 年心血管疾病住院患者费用进行分析，发现在总费用构成中，药费、材料费、检查费合计占各病种总费用的 70% 以上，其中药费占比为 6% ～ 37%，有的病种材料费占总费用的近 80%。在 15 个病种费用中，有 13 个病种的费用呈上升趋势。

（4）住院费用的影响因素。主要分为可控因素和非可控因素，其中可控因素主要包括检查、诊断、治疗、预防等临床上的影响因素；非可控因素主要指患者的人口学特征，如性别、年龄、医疗保障制度等。对于医院来说，之所以能够控制住院费用，是因为影响住院费用的可控因素都是由医生或医院来决定的，如采取最为合适的治疗措施、合理收费、在费用结构上提高患者医疗费用支出的有效性、尽可能地缩短住院天数、规范医护工作人员的医疗服务等，从而控制医疗费用增长。

（5）住院费用的影响因素指标。①平均住院日。平均住院日是反映医疗资源利用率和医院总体服务质量的综合指标。从经济效益角度分析，减少术前住院时间，缩短患者的平均住院日，既可以降低患者的总医疗费用，减轻患者家庭的经济负担，又可以提高社会效益，缓解医院病房紧张的现状，同时还可以增加收治患者的人数，提高医院的经济效益。平均住院日在 11 ～ 21 天之间时，费用随时间呈下降趋势。再发心血管疾病比初发的平均住院日长。②疾病严重程度。病情严重程度是影响单病种住院费用的重要因素，病情越严重，对于抢救、特级护理的要求就会越高，必然会增加额外的医疗费用，如输血费、输氧费、治疗费、消毒费等。③药费。目前，中国医院总收入的 30% ～ 60% 来自药品，而在发达国家，药品收入只占医院总收入的 10% ～ 15%，即使在其他发展中国家，药品收入也只占医院总收入的 20% ～ 30%。显然，目前中国的单病种费用结构中，药费比重过高，有的甚至高达 68.08%。因此，应加大医疗卫生改革力度，实行药品收、支两条线管理和药品公开招标采购，以降低药费。④诊疗质量。诊疗质量也是影响住院费用的一个重要因素，诊疗质量越低，所需住院时间就越长，总住院费用就会越高。体现诊疗质量的因素包括院内感染发生率、术后并发症、治疗结果等，影响诊疗质量的因素为医护人员的专业素质、医疗设备、医院的卫生环境等。因而，合理配置卫生资源显得尤为重要。⑤患者的社会学因素。男性患者 CPS 和 CPD 均高于女性患者，其中一个很重要的原因是男性吸烟及喝酒的比例明显高于女性。⑥年龄因素。年龄不同，患者的医疗费用也会有明显的差异，年龄越小，费用相对越低。若以 40 岁为分水岭，在所有病种中，40 岁以上患者明显比 40 岁以下患者平均医疗费用高。这是因为一般情况下随着年龄的增长，人的体质会变弱，一旦患病，病情就会相对比较严重；同时由于各种抗生素的长期使用，人体会产生较强的抗药性，导致病情治愈缓慢，住院费用随之上升。职业、是否参加医疗保险等也会对住院费用有一定的影响。医保住院患者 CPS（5 113±1 258 元）低于非医保住院患者（6 784±2 780 元）。

国内有关心血管疾病经济负担的研究虽然趋多，但是研究方法以传统方法为主，大多为回顾性研究，个别是前瞻性研究，且样本量都较小；分析软件以 SPSS 或 Excel 为主；分析方法也较简单，大多以一个医院或一个城市的患者为样本或抽样进行研究，且主要针对发达地区，关于少数民族地区的相关研究少见。

心血管疾病是广西地区的一种多发重大疾病，相关患者的医疗费用占医疗卫生总费用的很大一部分。2013 年，广西心血管疾病患病率较高并在所有慢性病中占比较大，如高血压患病率为 97‰、糖尿病患病率为 22‰、心脏病患病率为 8‰、脑血管病患病率为 5‰，分别占慢性病构成的 42%、9%、3% 和 3%。

本研究分析了广西心血管疾病住院患者直接经济成本的时间变化趋势（2013—2016 年），探讨了广泛宣传并得到认可的"医疗费用过快增长"现象；同时，还研究了心血管疾病住院患者直接经济负担的主要影响因素，特别是患者的性别、年龄、民族、支付方式等因素的影响，正确理解这些相关性将有助于提高医疗卫生服务的可及性及效率。此外，我们还分析了心血管疾病住院患者直接经济负担的构成及其时间变化趋势。这些实证研究结果及相关结论可为广西政府评估医疗卫生状况和调整、制定相关政策提供参考，从而进一步改善广西医疗卫生服务及提高医疗卫生资源利用率，同时也可以为中国其他欠发达地区和世界其他欠发达国家提供参考。

2.1.3.3　国内外关于肺癌住院患者的经济负担研究

癌症作为高医疗成本疾病，给世界各国都带来了沉重的经济负担。据 WHO 发布的《全球癌症报告 2014》显示，2012 年全球肿瘤发病率和死亡率都在快速增长，亚洲新增肿瘤病例约占 50%，而其中较大部分新增病例出现在中国。中国肝癌、食管癌、胃癌和肺癌新增病例和死亡人数均居世界首位。2012 年中国癌症发病人数为 3 065 万，约占全球癌症发病人数的 20%；癌症死亡人数为 2 205 万，约占全球癌症死亡人数的 25%。2012 年全球肺癌新发病例 180 万例，死亡 159 万人，肺癌仍是世界发病率最高、致死率最高（男性）的癌症。

在欧洲，肺癌是肿瘤中第一大致死因素。在中国，肺癌是肿瘤中第二大致死因素。2009 年，肺癌在中国的发病率为 53.57/10 万，占癌症发生的 18.74%；死亡率为 45.57/10 万，占癌症死亡的 25.24%。2014 年，肺癌在中国的发病率为 54/10 万，死亡率为 45.0/10 万，发病率和死亡率均远高于世界平均水平，肺癌新发和死亡病例均占全球的三分之一以上，中国已成为肺癌大国。又因中国是目前全球人口最多的国家，因此承担着巨大的癌症直接经济负担。

肺癌患者经济负担及构成情况。肺癌经济负担是肺癌治疗的一个重要公共卫生问题，如在伊朗，肺癌的治疗费用占总医疗费用的 4%；而在欧洲，肺癌的治疗费用占癌症总治疗费用的 15%。在肺癌经济负担中，住院费用是最主要的部分，在不同的医疗卫生体系中的占比从 27.5% 到 72% 不等；而肺癌患者住院费用也是肺癌经济负担的主要驱动力。基于医疗管理数据，有研究对欧洲多个国家的非小细胞肺癌患者进行为期两年的跟踪，结果表明，肺癌患者两年治疗费用在法国、英国及德国分别为 25 063 欧元、17 777 欧元、32 500 欧元。另一项研究表明，1998 年英国非小细胞肺癌患者 5 年在医院内的治疗费用为 10 000 ～ 15 000 英镑，小细胞肺癌患者的费用为 15 000 ～ 19 000 英镑。在美国，肺癌首次治疗人均每月费用为 11 496 美元，二次治疗为 3 733 美元，终末治疗为 9 399 美元，其中住院费用占 49%。在法国，非小细胞肺癌患者 18 个月的平均临床治疗费用为 20 691 美元，而小细胞肺癌患者为 31 833 美元，患者人均费用从 2001 年的 4 471 欧元增至 2011 年的 5 563 欧元（$P < 0.05$）。而在中国台湾，肺癌首次治疗费用为 5 522 美元。这些费用大都包括随访期内患者的住院费用、门诊费用及药费。这表明，肺癌相关经济负担在总医疗卫生费用中占比较大，且呈不断增长的趋势，其中住院患者直接经济负担是主要构成部分。

数据来源及统计分析方法。研究数据来源主要是国家卫生信息网、医保信息网、病种登记信息网等，研究理论基础主要是 COI，研究视角主要从社会视角对直接和间接疾病经济负担进行分析。统计分析方法和模型由简单到复杂，不断发展，如由直接按医疗服务种类及病种分配疾病经济负担，发展到计量经济学并建立疾病经济负担预测模型。有学者用计量经济学方法来估算付款人（医疗保险、医疗补助、私人保险公司、其他公共付款人和现金支付）和服务类型（住院、门诊 / 办公室、处方和其他）的癌症归属医疗支出。

因为医疗体系不一样，所以费用归类也不相同。发达国家的处方药费是另外单独归类的，且肺癌化疗和放疗一般在门诊进行，相关费用自然列入门诊费用，故呈现住院费用下降而门诊费用上升的趋势。虽然本研究与国际相关研究不能直接比较，但是国外研究为本研究在理论基础、研究方法和统计分析方法上提供了可借鉴的经验参考。

（1）中国肺癌的流行病学特征主要有以下 3 点。①城市高于农村。2012 年城市地区新增 37.8 万例患者并导致 30.9 万人死亡；农村地区新增 32.7 万例患者并导致 26.0 万人死亡。②老龄化。研究表明，肺癌患者确诊年龄大多集中在 40 ～ 79 岁，且 50 ～ 59 岁是发病最高峰。尽管近年来年龄别肺癌发病率曲线前移，罹患者年龄平均提前了 5 ～ 10 岁，但是 50% 以上晚期患者的发病年龄仍在 65 岁以上。此外，由于肺癌发生的隐匿性强，因此当发现时已有约 70% 的患者进入局部进展期（Ⅲ期）。③男性的发病率和死亡率均高于女性。2012 年新发肺癌病例中，男性占 66.7%、女性占 33.3%；死亡病例中，男性占 68.0%、女性占 32.0%。肺癌的发病率和死亡率在男女性患者中均居癌症死亡的首位。随着中国城镇化和人口老龄化的加速，2050 年中国城镇人口预计将占总人口的 75% 以上，40 岁以上的人口比例也将从目前的 40% 增长至 60%，可以预测未来几十年肺癌的发病率将会持续上升。

（2）中国住院患者直接经济负担情况。据报道，1999—2005 年中国肺癌 CPS 和 CPD 分别增长了 16% 和 13%；2008 年肺癌患者住院费用为 1 567 美元，在中国 30 种常见病中居第 17 位。2012 年中国医院肺癌患者人均医药费用为 11 097.8 元，占城镇居民人均年收入的 45.1%，是农村居民人均年收入的 1.4 倍。国内各地报道的肺癌患者住院费用各不相同，河南新乡的 CPS 和 CPD 分别为 1 430 美元和 115 美元；江苏南通的 CPS 和 CPD 分别为 2 786 美元和 103 美元；北京、上海的 CPS 和 CPD 更高，2004 年北京的住院费用中位数为 6 296 美元，2009—2010 年上海肺癌患者年均医疗费用为 9 549 美元（含门诊服务费和住院费）。药费是肺癌住院费用的主要构成部分。肖思采用随机抽样方法对武汉 100 名肺癌患者进行入户调查，结果表明受调查者首次住院出院后半年内人均直接经济负担达 57 638.26 元，人均医疗性直接经济负担为 41 293.94 元，是患者家庭半年收入的 228.96%；人均医疗性间接经济负担达 9 911.52 元，占患者家庭半年收入的 55.96%。因病致贫率非常高，将近 100%。2009—2012 年，顾勇燕对上海某医院 1 272 例肺癌患者跟踪研究发现，平均费用为 63 292.95 元 / 人，其中自费 29 129.27 元 / 人，占 46.02%；直接经济负担 58 709.37 元 / 人，占 92.8%，自费占 48.81%。陈淑婷对安徽肺癌经济负担研究表明，最近一年的经济负担（医保补偿后患者承担部分）为 43 549.1 元 / 人，是当地家庭年收入的 1.85 倍；医疗直接经济负担占总经济负担的 67.2%。可见，肺癌住院患者的直接经济负担相当沉重，给患者及其家庭和社会造成极大的经济负担。

（3）住院患者直接经济负担的影响因素。武汉的一项研究表明，年龄、职业、医保、疾病分期是影响患者直接经济负担的主要因素，特别是医保能够显著降低患者个人直接经济负担，使人均医疗性直接经济负担下降 46.54%，门诊报销率达 60.04%，住院报销率达 55.35%。顾勇燕发现医保患者自费为 7 222.26 元 / 人，而非医保患者自费为 27 017.92 元 / 人。最近一项研究采用数据挖掘技术（C5.0 algorithm）分析肺癌患者住院费用影响因素，结果表明平均住院日、药费及治疗费用（手术治疗）是影响 CPS 和 CPD 的三个主要变量。

现有研究有以下四个特点和不足。第一，在数据获取方面，主要以入户调查或选择一家或几家医院提取相关数据为主，存在一定的主观干扰和抽样误差；第二，大多数据研究样本量相对较小；第三，采用的数理统计方法较陈旧和简单，统计工具以 Excel 和 SPSS 为主，分析方法主要是简单回归分析；第四，针对少数民族地区肺癌患者的经济负担研究较少。因此，有必要运用大数据思维，采用一个省级平台的全体数据对中国少数民族地区的肺癌住院患者直接经济负担进行分析。

广西肺癌的死亡率为 11.53/10 万，其中男性为 15.61/10 万、女性为 7.13/10 万，男女性别比为 2.20 ∶ 1。肺癌死亡率随年龄增长而上升，发病高峰在 70～74 岁。在男性恶性肿瘤死亡顺位中，肺癌死亡位于第二，可见肺癌给广西造成了严重的社会负担。目前尚未见广西肺癌经济负担研究相关报道，因此本研究对广西肺癌住院患者直接经济负担进行深入分析具有重要意义。广西区域面积在全国排名第 9 位，经济发展在全国处于中等水平，同时作为少数民族地区，壮族占总人口的三分之一，因此研究广西肺癌住院患者直接经济负担对全国欠发达地区特别是少数民族地区有很强的借鉴意义。本研究还探讨了肺癌住院患者直接经济负担的主要影响因素，特别是患者的性别、年龄、民族、职业、支付方式等因素的影响，正确理解这些相关性将有助于提高医疗卫生服务的可及性及效率。此外，我们还分析了肺癌住院患者直接经济负担的构成及其时间变化趋势。这些实证研究结果及相关结论可为广西政府评估医疗卫生状况和调整、制定相关政策提供参考，从而进一步改善广西医疗卫生服务及提高医疗卫生资源利用率，同时为中国其他欠发达地区和其他欠发达中国家提供参考。

2.1.3.4 国内外关于鼻咽癌住院患者的经济负担研究

据报道，鼻咽癌是常见的头颈部恶性肿瘤之一，多发于中国南方地区及海外华侨与华裔人群，发病具有明显的种族及地区差异。全世界超过 40% 的鼻咽癌聚集在中国，而广西是中国鼻咽癌的高发地区之一，发病率和死亡率均远高于全国平均水平，鼻咽癌死因顺位居广西全部癌症的第 6 位。此外，研究表明 1983—1997 年广西苍梧男性鼻咽癌发病率增长了 3.57%。现有研究主要侧重于住院费用相关研究。有研究显示，2006 年广东梅州鼻咽癌住院费用比 2003 年增长 182%，住院费用的多少与住院天数、医保种类、疾病分期、治疗方式等有关。但这些研究样本量少、分析方法相对较简单，且时间较久远，不能反映新医疗卫生改革下患者疾病经济负担和政府财务负担及疾病经济负担（成本）与诊疗效果的关系。成本 – 效果分析（cost-effectiveness analysis，CEA）是目前应用最广泛的药物经济学方法之一，而目前鼻咽癌患者诊疗成本效果方面的研究较少见，通过检索发现近 20 年内只有一篇鼻咽癌诊疗成本相关文献，即本课题组成员于 2011 年对 546 例鼻咽癌患者采用常规放疗和调强放疗的成本效果进行的对比研究。但该研究样本量较小，且只是对比分析两种放疗成本效果。其余相关研究也多为不同药物治疗肿瘤及其并发症的成本效果分析，样本量基本来自一所或几所医院，但这些研究为本研究提供了基本的研究方法和思路。

目前鼻咽癌在广西的发病率、死亡率较高，而针对鼻咽癌患者的诊疗成本效果研究较少。不同治疗方式效果如何，不同特征的患者采用何种治疗方案最具成本效果优势，以实现有效控制医疗费用和疾病经济负担，最大限度地提高稀缺医疗资源的利用？这些问题有待深入研究。

2.1.4 疾病经济负担研究的局限性

COI 研究的局限性主要有以下四点。

第一，关注面较窄，基本不将结果与成本进行比较。由此也引起了很多异议，主要争论焦点是 COI 研究只发挥作为决策工具的作用，反对者认为 COI 研究不像 CEA、成本效用分析和成本效益分析那样实用。

第二，用于评估直接和间接成本的方法各异，指标界定不清晰，不同研究之间的结果可比性差。在计算疾病经济负担或成本过程中所使用的方法缺乏清晰性，往往对成本或疾病经济负担没有进行清晰界定，如运用医保或索赔数据的研究往往没有阐述成本信息代表的是医疗服务提供方的费用还是医保实际报销的费用。医院收取的费用往往超过平均实际提供医疗服务成本的两倍；一些指标没有统一的测算标准，如直接非医疗费用和间接经济负担的测算没有统一的具有代表性的标准；没有合理区分直接经济负担和卫生总费用；DALY 指标不能反映所分析地区的实际情况；等等。

第三，使用人力资本法来衡量生产损失缺乏科学理论基础，并高估实际经济损失。只考虑疾病和损伤造成的生产和消费成本，而忽视了改善健康状况的其他好处，如个人的闲暇时间和健康的内在价值的改变（利他主义动机）。在一些情况下将个人的价值等同于其对总生产贡献的价值。人力资本法计算的是由于疾病导致缺勤时间的货币价值，这意味着退休人口的统计学没有价值。人力资本法没有考虑到与疾病和损伤相关的健康变化所产生的一般均衡影响，包括个人生育决策的变化。同时，该方法建立在"充分就业"经济的假设基础上。在这种情况下，每个受影响的人的损失不能被另一个工人抵消，但劳动力供给过剩会使一个工人的健康欠佳时间被其他人覆盖，从而减少对公司的实际损失。为了减少因疾病或损伤造成的经济损失，公司实际上实施了一些应对措施，如推迟或取消非紧急工作，或让健康的工作人员替代。荷兰的一项研究发现，在考虑这些补偿机制后，所算得的损失只是传统计算方法所得结果的 25% ~ 30%。

第四，摩擦成本法缺乏科学的理论基础。摩擦成本法已被提出作为估算真实生产损失（间接经济成本）的一种方法，认为生产损失取决于组织恢复初始生产水平所需的时间。其隐含的假设是病残或生病的工人正在被失业者取代，这意味着疾病和不工作将降低失业率，但 Johannesson 认为其缺乏实证证据。此外，摩擦成本法仅仅掌握了替换患者的成本，而没有考虑工作性能（业绩）下降的成本。通过不同方法的比较表明，虽然员工患病现象比较普遍，但是在企业层面对生产力损失的总体影响相当小，因为仍有员工继续执行大部分工作。

2.1.5 未来疾病经济负担研究展望

中国与其他国家一样，面临着非传染性疾病与新发传染性疾病的双重负担。非传染性疾病已占人群死因的 85%，其经济负担占疾病总经济负担的主要部分，而新发传染病如艾滋病、SARS、H1N1、手足口病等造成的经济负担也不容忽视。此外，随着人民生活水平的提高和健康观念的改变，老百姓也越来越重视健康投资。同时，在中国看病难、看病贵不仅是医疗卫生领域的主要问题，还在一定程度上影响社会的稳定。因此，在这样的背景下，疾病经济负担研究更显其重要性和紧迫性，也更显现其历史意义。未来的疾病经济负担研究在理论框架、数据来源、研究方法、研究内容等方面将会表现出以下 6 个特点。

（1）需进一步完善理论框架。COI 研究自问世以来一直存在不少争议，异议主要来自经济学家，他们认为 COI 研究缺乏福利经济学理论根基，不如 CEA、成本效用分析和成本效益分析那样实用。但也有不少学者先后发表文章表示支持，认为 COI 研究能够引起公众对某疾病的重视，并促进公共政策的制定及医疗卫生资源的合理配置等。

虽然前人已建立了 COI 研究方法学，但是在实际操作过程中，不同研究可能采用不同的方法，包括疾病成本的界定、医疗服务项目的选择等，结果很难进行比较。随着社会经济的发展及疾病谱的变化，人们对健康的需求及政府管理要求的提高，疾病经济负担研究也应突破 COI 研究理论框架建立之初的一些局限性，积极吸收微观经济学、效用经济学的一些理论，特别是成本效用分析及成本效益分析理论和方法，以及健康管理和疾病防控的理念。通过建立统一的研究标准，运用大数据和传统调查有机结合的方法，更加精确地核算出一个国家或地区的总体或个别疾病经济负担及承担这些负担后所带来的效益，为患者个人进行科学决策、理性就医以及促进医患关系和谐发展提供有力帮助，为医院科学决策提供理论基础，为政府合理规划和配置医疗卫生资源提供科学依据，同时也使不同研究具有可比性并相互借鉴。

（2）以大数据为主、小数据为辅。随着信息技术和物联网技术的发展、个人电脑和智能手机的普及以及社交网络的兴起，人类活动产生的数据正以惊人的速度增长。医疗卫生领域的数据增长同样如此。随着分级诊疗服务政策在各地快速铺开，医疗大数据的发展速度将不可估量。如何充分利用这些海量的医疗大数据，实现其价值，这就需要科学地利用大数据分析工具和方法。但是，由于医疗大数据的混杂性和不够精确的特点，在某些分析中如需深入了解问题的细节和原因，还需进行传统的抽样调查和分析。

（3）研究内容围绕医疗费用增长原因及控制策略。医疗卫生改革是世界各国面临的共同难题，其中医疗费用、疾病经济负担问题则是难中之难。世界各国的医疗卫生费用呈现不可持续的增长，在过去一段时期，美国医疗卫生费用每年实际增长 5%，中国医疗卫生费用每年以 4.2% 的增幅增长。2015 年中国卫生经费约占 GDP 的 5.57%，其中公共支出占 63%（政府财政预算占 30%，社会医疗保险占 33%），个人支出仍占很大比例（30% ～ 70%），看病难、看病贵是导致医患关系不够和谐、医闹事件频发的重要原因之一。因此，中国医疗卫生改革最大的挑战仍然是"钱"的问题，如何从政府及患者层面降低疾病经济负担，将是未来研究的重大课题。

（4）更重视健康投资经济效益分析。早在 20 世纪 60 年代就有学者将健康作为一种投资进行研究，并认为健康投资能减轻疾病经济负担，促进社会经济发展。2007 年，WHO 发表了关于健康是东欧和中亚国家经济发展重要投资的报告，认为经济发展决定健康状况，而健康状况又影响着经济发展，并从微观和宏观层面进行了分析。中国在健康投资效益分析方面的研究相对较少。随着人口老龄化这一社会问题的加剧以及人们生活方式的改变，疾病谱也随之改变。与此同时，随着经济的发展和人们生活水平及健康意识的提高，健康体检及健康管理等措施在全社会得到了加强，对于类似这些健康投资的经济效益如何，相关研究并不多见。此外，国家每年按人数给各个地区下拨健康经费，直接分配到社区卫生服务中心，关于这些投入的经济效益分析也少见。因此，未来的疾病经济负担研究会更重视微观和宏观层面的健康投资经济效应分析。

（5）综合利用多方大数据开展疾病经济负担及政府全面优化资源配置研究。随着医学及生物科学的不断发展，中国医疗卫生事业也取得了长足进步，但目前仍面临诸多困难和问题。从国家及政府层面来看，中国尚未建立起统一管理的卫生健康监管网络，医疗卫生服务仍是碎片化服务，因此地区内及地区间的疾病患病率、发病率、医疗费用、治疗效果及预后情况无法实现统一管理和分析，同时也无法深入分析日益频繁的医疗纠纷的根源，以建立起和谐医患关系的长效机制。从医院层面来看，不同的治疗方法产生不同的医疗费用，而其短期和长期疗效如何，患者预后影响因素到底有哪些，如何减少医患纠纷、构建和谐医患关系，这也是医院和医生们所关心的问题。从患者角度来看，存在治疗方法是否合理、所花的医疗费用是否值得等问题。

因此，在目前尚未建立统一的卫生健康监管网络且政府投入不多的情况下，探索综合利用现有多方大数据，如医保数据、病案首页数据、公安人口管理数据、CDC 疾病监测数据、临床电子病历数据、疾病预后监测数据等，运用现代统计分析技术，建立健康投资效益分析模型、患者疾病经济负担及疗效和预后评估预测模型等，有助于国家掌握医疗卫生资源使用情况及健康投资效益等信息，也能更深入分析当前的医患关系及了解医疗预后情况，为政府和医院决策提供科学依据，促进医疗资源的科学合理利用，促进患者科学合理就医及医患关系和谐。

（6）行为及实验经济学方面的研究将得到重视。随着生物医学与医疗技术的不断发展、社会人口学的变化、居民收入的增加以及患者期望值的升高，医疗卫生需求也不断增加，世界各国医疗卫生体系面临着巨大的挑战。然而医疗卫生资源扩充不是无限的，因此医疗卫生机构将不得不提升资源利用率。有学者提出行为及实验经济学将是未来医疗卫生经济学的发展方向，他们认为该学科有助于识别和描述医疗卫生经济的特点，帮助医疗卫生机构提高工作效率。

因此，综合以上研究特点，未来疾病经济负担研究在总体框架上将会更加全面，不仅是从疾病经济负担本身进行评估，而且还需考虑健康和疾病危险因素、疾病防控措施、临床治疗手段及效果等方面的影响。疾病经济负担－资源配置研究总模型图如图1-1所示。

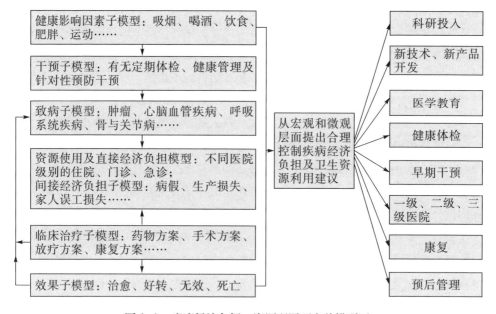

图 1-1　疾病经济负担－资源配置研究总模型图

随着经济和科技的不断发展及医疗卫生费用在 GDP 中比重的不断增大，各国政府及学者将越来越重视疾病经济负担研究。本研究通过探讨疾病流行病学变化趋势及疾病给人类社会带来的直接和间接经济负担，分析其构成要素和增长原因，以期为政府和相关部门合理配置卫生资源、平衡经济和社会发展提供科学合理的意见。

2.2　医疗大数据应用研究综述

目前还没有统一的关于医疗大数据的定义。政府方面认为医疗大数据是因健康活动而产生的大量医疗数据。国外有学者认为，医疗大数据是指庞大而复杂的电子医疗卫生数据，用传统的数据处理方法和工具很难甚至不可能处理，包括临床数据（CPOE 数据）及临床决策支持系统数据（医生手写记录、医嘱、影像数据、实验室数据、药房、保险及其他管理数据；患者电子病历、机器产生的数据，如生命体征监控数据，社交媒体、各种网页、平台、医学杂志等数据。可见医疗大数据的来源是多方面的，只有将这些大数据尽可能整合在一起才能发挥其应有的作用。

2.2.1　医疗大数据发展现状

随着信息技术和物联网技术的发展、个人电脑和智能手机的普及以及社交网络的兴起，因人类活动而产生的数据正以惊人的速度增长。2012 年全球产生的大数据为 500 PB（1 PB ＝ 10^{15} 字节）。根据国际数据公司的报告，2016 年中国分级诊疗服务体系的 IT 花费为 15.7 亿元左右。预计未来几年，随着分级诊疗服务政策在各地快速铺开，IT 花费将快速增长。可见，随着中国医疗卫生行业 IT 设施的不断完善，医疗大数据的发展速度将不可估量。

医疗卫生大数据主要有两大来源：一是基因组驱动的大数据（基因型、基因表达、基因序列数据等），二是医院和医保数据（电子病历、病案首页、保险记录、处方、病理、影像数据、患者的反馈等）。电子病历在全世界范围内已被广泛应用，从这些海量电子病历数据里可获得对疾病的全面理解和认识。LIN 等人运用 210 万份电子病历对"症状－疾病－治疗"（SDT）的相关性进行研究，识别了 7 种疾病从传染性疾病发展到肿瘤和其他慢性病的临床相关性及 SDT 相关性。台湾学者用医保数据研究疾病间的相关性，并建立相应的可视化模型。此外，电子病历和健康社交媒体为临床工作人员、医院、卫生管理部门、医保系统甚至为患者提供宝贵的资源和机会，可以有效利用这些资源进行循证决策。

医疗健康行业目前面临着巨大的挑战，其中最主要的挑战包括急剧升高的医疗支出、人口老龄化带来的慢性病问题、医疗人员短缺、医疗欺诈等。国家统计局数据显示，中国 2013 年医疗卫生总支出为 31 668 亿元，较 2012 年上升了 12.6%，并且其增长速度已连续 8 年超过 10%。医疗支出已占社会总支出的较大比例，在可预见的将来，医疗支出将持续增长。然而，美国医学研究所的一篇报告指出，如今医疗健康支出的三分之一没有用于改善医疗而被浪费。这些浪费包括不必要的服务、行政浪费、昂贵的医疗费用、医疗欺诈和错失预防机会。为了保持竞争力，医疗机构必须把数据作为一种战略资源，通过分析数据以达到提高诊断准确度、提高疗效、降低费用、减少浪费的目的。美国医保与医助服务中心用自动化系统代替了原来的手工记录，运用大数据工具进行医疗欺诈识别和防范，仅 2011 年就产生了约 40 亿美元的效益。

采用大数据可以有效帮助医疗健康机构医生进行更准确的临床诊断，更精确预测治疗方案的成本与疗效，整合患者基因信息进行个性化治疗、分析人口健康数据、预测疾病暴发等。利用大数据还能有效减少医疗成本。麦肯锡全球研究院预计使用大数据分析技术每年可为美国节省 3 000 亿美元的开支，其中最具节省开支潜力的是临床操作和技术研发。利用大数据技术帮助医疗机构完成其业务的例子正在快速增多，如 Active Health Management 通过收集用户健康方面的数据以帮助用户实现健康管理，CancerIQ 通过整合临床数据和基因数据帮助实现癌症的风险评估、预防和治疗，CliniCast 利用大数据预测治疗效果以及降低费用。电子健康记录数据挖掘技术将促进临床研究及临床医疗服务更好地开展。

在美国，医疗大数据每年可以产生约 3 000 亿美元的效益，其中三分之二来自降低医疗花费。大数据显示了其经济及临床价值。第一，大数据用于个性化医疗，基于患者的具体病情和危险因素制定个性化诊断和治疗方案。目前已应用于癌症和其他一些疾病患者，并显现了良好效益。第二，大数据用于临床决策支持系统。通过自动化分析 X 光片、CT、MRI 等，有效提高大数据技术的价值。通过数据挖掘技术，分析海量医疗数据，为患者制定个性化医疗方案。第三，基于患者产生的数据，采用移动设备为患者量身定制诊断和治疗方案以及健康教育信息，以此改变患者行为方式。如美国退伍军人医院启动了多个移动医疗方案，通过快速获取并分析患者产生的数据，从而进行个性化医疗。第四，大数据驱动人口健康分析。如美国退伍军人医院与 Facebook 合作开展 Durkheim 项目，采用适时预测软件对美国退伍军人社交媒体账户、移动电话获取的信息进行适时分析，从而预警自杀风险。

2.2.2 医疗大数据研究和应用展望

由于生物统计和信息技术的发展，学者们越来越多地基于医疗大数据开发新的方法，用于适时发现医疗服务中的问题，以不断提高医疗服务质量和效率，并且视大数据为治疗和医疗服务创新的前沿。

面对当前人口老龄化、流行病学变化、慢性病和急性传染病共存的多重挑战，以及各国医疗卫生费用的不断增长，科学有效利用医疗大数据开展疾病、健康与费用等相关研究并指导具体实践，具有重要的历史意义。目前中国无法像发达国家那样建立起完善的人口健康网络，因此相关部门和人员应充分利用现有的病案首页数据、医保数据、电子病历数据等，辅助政府部门和医院进行医疗卫生管理决策以及帮助医生进行临床决策。如可以通过病案首页的患者住址信息和入院时间进行时空分析，识别某种疾病特别是少见或罕见疾病的多发地区及高发时段，从而进一步调查这些地区出现高发疾病的具体原因，判断是否是由于地理位置、生活习惯、环境污染或是别的原因造成的；还可以通过病案首页中的医疗费用、医疗质量方面的数据进行医院内及医院间的纵向和横向比较，协助政府相关部门及医院决策，同时也有利于患者就医决策。此外，还可以整合电子病历、实验室检查、影像检查、病理检查等信息，为疾病诊断、辅助检查、临床用药及健康管理等决策提供支持。如患者到医院就诊，医生或护士询问患者基本情况及病情并输入电脑，系统便自动对该患者的诊断、辅助检查、临床用药提出建议。如果把这样的临床决策支持系统应用到广大一级、二级医院，那么基层医院医疗服务能力则可大幅提升，分级诊疗工作问题便可迎刃而解。

相关性挖掘和聚类分析、社交媒体监测和分析、健康文本数据分析、健康ONTOLOGIES、患者网络分析及药物副作用分析将是未来重要的研究领域。如何利用医疗大数据进行临床循证决策及开展以患者为中心的医疗服务模式研究也是重要的研究课题。如何把目前以疾病控制为基础和以医院为中心的医疗服务模式向以循证为基础、预防为主、患者为中心及以健康为导向的医疗健康服务模式转变更是世界各国面临的重大课题。因此传感器技术、健康网络技术、信息与机器学习技术、建模识别技术、系统处理模型以及社会和经济问题是今后医疗卫生大数据的主要研究方向。

3　研究目的与研究设计

3.1　研究目的

当前世界各国医疗费用不断增长，其中约 75% 的医疗支出用于治疗慢性病患者，所以针对慢性病患者直接经济负担的研究显得尤为重要。在中国，80% 的死亡由非传染性疾病和损伤造成，心血管疾病和肿瘤是两大主要慢性病，发病率和死亡率均位居前列，且肺癌在中国是第二大肿瘤，故对心血管疾病和肺癌的直接经济负担进行研究十分必要。本研究主要有以下三个目的。

第一，正确理解心血管疾病、肺癌及鼻咽癌住院患者直接经济负担的时间变化趋势，以帮助政府和医疗机构科学决策，达到合理控制医疗费用和减少疾病经济负担的目的。

第二，探讨心血管疾病、肺癌及鼻咽癌住院患者直接经济负担的主要影响因素，特别是患者的性别、年龄、民族、职业、支付方式等因素对其住院直接经济负担的影响，以及各个变量间的相关性。正确理解这些相关性有助于提高医疗卫生服务的可及性及效率，同时帮助患者理性就医，促进医患关系和谐。

第三，通过决策树模型正确理解病案首页数据特别是费用相关数据的内涵，有助于对相关问题进行诊断，研究控制疾病经济负担策略及提高广西医疗卫生服务效率的措施。

3.2　研究设计

本研究从医院和医疗体系视角出发，基于大数据分析技术和方法，主要开展以下 4 个方面内容的研究。

（1）疾病经济负担研究主要理论。

（2）大数据的主要特点及分析方法。

（3）传统研究方法与大数据疾病经济负担研究方法比较。

（4）基于医疗管理大数据的实证研究：①总住院费用的时间变化趋势；②不同级别医院住院费用的时间变化趋势；③外科患者住院费用的时间变化趋势；④住院费用的构成；⑤住院费用主要影响因素；⑥相关决策问题诊断。

3.2.1 技术路线

本研究的理论研究和实证研究技术路线如图 1-2、图 1-3 所示。

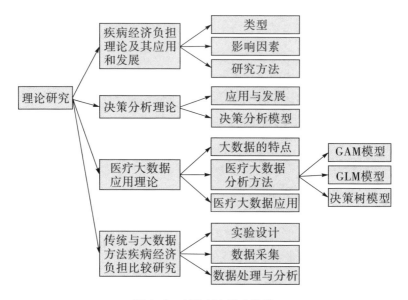

图 1-2　理论研究技术路线

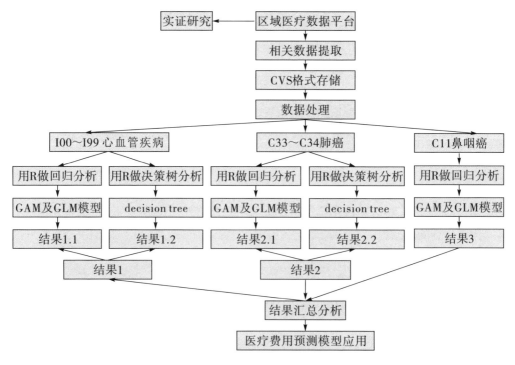

图 1-3　实证研究技术路线

3.2.2　研究方法

（1）文献研究。文献来源：①电子文献数据库：MEDLINE、PubMed、Google scholar、万方数据库、中国知网等。② Internet 网络：本研究检索的网站主要包括 WHO、美国国立卫生研究院、美国医学会、美国兰德公司、中华人民共和国国家卫生和计划生育委员会（以下简称"国家卫计委"）等网站，检索词包括大数据、心血管疾病、肺癌、住院、费用、负担等。

（2）数据收集及整理。收集广西壮族自治区卫生和计划生育委员会（以下简称"广西卫计委"）提供的 2013 年至 2016 年 5 月 84 万份广西心血管疾病患者病案首页和 4 万份肺癌住院患者病案首页，以及 2014—2020 年的 5023 份鼻咽癌住院患者病案首页。

（3）数理统计。拟在 R 语言下，采用描述分析法进行数据质量控制，并采用 GLM、GAM 单因素分析、多因素分析，对不同医院及年度进行异质性模型构建；在 R 语言下进行决策树分析。

3.2.3　学术及伦理委员会批准

本研究所使用数据由广西卫计委信息中心提供，剔除了患者身份识别信息和医院名称等信息。本研究获得了广西医科大学及柳州市疾病预防控制中心伦理委员会的批准。

4　核心概念与理论

4.1　重大疾病

重大疾病是指医治花费巨大且在较长一段时间内严重影响患者及其家庭的正常工作和生活的疾病，一般包括恶性肿瘤、严重心脑血管疾病、需要进行重大器官移植手术的疾病、有可能造成终身残疾的伤病、晚期慢性病、深度昏迷、永久性瘫痪、严重脑损伤、严重帕金森病和严重精神病等。本研究的主要研究对象为心血管疾病、肺癌及鼻咽癌。

4.1.1　心血管疾病

心血管系统由心脏和血管组成，心脏将血液输送至全身动脉，经由毛细血管进行营养物质、氧气、代谢废弃物等交换，之后血液进入静脉，由全身静脉输送回心脏从而形成心血管系统，毛细血管为动静脉物质交换场所。当心脏和与之相连的血管出现病变，则称为心血管疾病，包括心脏供血不足、心律失常、心肌肥厚等，均可影响心血管系统的正常运行。

4.1.2　肺癌

原发性支气管肺癌简称肺癌，是指原发于气管、支气管和肺的恶性肿瘤。肺癌为支气管源性癌，包括鳞癌、腺癌、小细胞癌和大细胞癌几种主要类型。绝大多数源于支气管黏膜上皮，源于支气管腺体或肺泡上皮细胞的较少。肺癌的发病率和死亡率正迅速上升，而且呈世界性趋势。

4.1.3 鼻咽癌

鼻咽癌是发生在鼻子、咽喉的肿瘤病变。中国是鼻咽癌高发的国家之一，且南方发病率高于北方，尤其是广西、广东、福建、湖南等省（区）发病率最高，可达 15/10 万～30/10 万。调查发现，鼻咽癌很难由患者自己发现，即使发现一些症状到医院检查时，80% 已是晚期。

4.2 疾病经济负担相关概念与理论

疾病经济负担是指疾病给社会造成的经济损失，以及为了防治疾病而消耗的经济资源。美国从 1978 年开始由国家医疗保健融资管理局每年对全国医疗卫生费用和疾病经济负担进行估算和评价。2012 年美国医疗卫生服务费约占 GDP 的 17%，约一半的费用由个人承担，另一半由政府（通过税收）承担。中国 2015 年医疗卫生服务费占 GDP 的 5.57%。随着社会经济、生物科学与医疗技术的不断发展，人口老龄化及疾病流行病学的不断变化，医疗服务费也不断增长。因此，对疾病经济负担开展研究显得尤为重要。疾病经济负担研究可以用生动且有说服力的数据分析，告诉人们疾病给患者及社会带来的经济损失和因疾病而消耗的经济资源；同时，还可以为减轻疾病经济负担提出建议，帮助政府及相关部门进行科学循证决策。

WHO 在《疾病和损伤经济影响评价指南》中指出，在评价疾病或不良健康的社会经济影响中有多个方法和理论，如疾病成本法和基于回归的估算模型、基于模拟的校准模型及可计算的一般均衡模型等。疾病成本法所计算的要素，特别是与直接成本有关的要素能帮助解决具体问题，如具体疾病或损伤类别的医疗卫生消费或支出水平，其不仅是从市场经济的总体水平（社会层面），而且能从家庭、公司或政府的微观经济层面做出评价。本研究主要探讨疾病成本法的研究理论和方法。

4.2.1 疾病经济负担类型

4.2.1.1 直接经济负担

经济负担包括直接经济负担和非医疗负担。直接经济负担指疾病诊断、治疗及持续治疗、康复、临终关怀等医疗费用，可能是在住院期间、门诊、专科诊所、养老院、社区卫生服务中心、药房、康复中心、视光中心等为预防、检查及治疗疾病所产生的费用。患者住院直接经济负担主要是指住院医疗费用。在美国，这些费用都会显示在美国国家卫生账户上，最后由国家医疗保健融资管理局向社会公布。本研究把住院患者直接经济负担界定为住院医疗费用。

非医疗负担包括疾病相关的研究费、培训费、建设费、管理费（含医疗保险的管理费）、患者及其家属往返家和医院的交通费用、食宿费、搬家费（如果发生）及其他损失费（如雇人照顾患者的费用）。用于疾病相关的研究、培训、建设、管理的资源及费用虽然属于疾病的机会成本，但是很难被细分为具体某种疾病的成本和负担。因为有时为某种疾病建立起一些设施进行研究或培训，而这些设施在未来仍然产生效益，并且这些效益不属于这个疾病范畴。Gibson 和 Waldo 认为，非医疗负担还应计算一些与资本性费用相关的费用，如相关设施的增值或贬值及利息计算等。

1982 年，Thomas 等人提出了总直接成本和净直接成本的概念，总直接成本是衡量用于预防、诊断和治疗某种疾病的医疗服务价值，而净直接成本是由于疾病的出现而产生的纯花费，不包括未来产生的费用。

4.2.1.2　间接经济负担

间接经济负担主要是由于疾病而减少或停止劳动，出现产出损失而造成的经济负担，以及患者及其家属因病损失的工作时间、工作变化（提拔或继续教育机会丢失）可能造成的生产能力损失和其他间接经济负担。狭义疾病间接经济负担是指因生产力损失造成的经济负担；广义疾病间接经济负担包括社会生产力损失、收入损失、家务劳动损失、雇佣费用、培训费用、保险费用和管理费用等，其中家务劳动损失又称为非市场生产力损失，如照看小孩、家务清洁、洗衣做饭等，可以按市场价格进行计算。

4.2.1.3　无形疾病经济负担

无形疾病经济负担是指患者及其亲属由于疾病所遭受痛苦、忧虑、悲伤、社会隔离等造成的生活质量下降问题，难以用货币的形式来衡量的一种损失。疾病往往会造成患者的生活质量下降，患者本人及其子女、配偶、兄弟姐妹和其他亲属、朋友及同事都可能受到影响。同时，治疗一些重大疾病可能造成个人及家庭灾难性损失或破产。这些虽然没有划归直接或间接经济负担，但是往往会增加患者的直接或间接经济负担。如患者可能丧失身体某个部分或丧失语言功能，导致身体残疾、疼痛或悲伤，导致经济上的依赖及社会上的孤立，学习和就业机会以及生活环境的改变，甚至造成夫妻离异，进而引起焦虑、自尊、情绪和身体健康问题，这往往需要进行心理治疗，从而产生相应的治疗费用。无形经济负担传统上称为患者的心理疼痛和不适，但从未用货币量表示，因此在COI 研究中很少考虑。

4.2.2　疾病经济负担影响因素

国内学者把疾病经济负担的影响因素归纳为人口学因素、疾病本身情况、患者卫生服务利用程度及其他（如科学技术、疾病和健康观念等）。面对医疗费用的不断上涨，国外对疾病经济负担影响因素也进行了深入研究，不同的学者采用不同方法从不同角度的多个层面进行分析研究，以帮助政府及相关部门了解疾病经济负担和影响医疗卫生费用的主要因素，为更好地控制医疗服务费提供依据。国外研究认为，国民经济、科学技术、医疗服务价格、医疗卫生筹资机制、医疗卫生机构组织运营机制、医疗保障覆盖面及医保支付方式、医疗服务购买方的属性、医疗服务提供方的性质、全科医生的定位和职能、治疗方式、人群特征、患者对医疗卫生服务利用度、其他影响因素（流行病学、社会文化、住院时间、住院费用占比、医生数量等）都会影响医疗费用和疾病经济负担。

不同研究视角对疾病经济负担的关注点和侧重点也不同。医疗卫生领域牵涉的主体较多，不同的主体因为其视角不一样，对疾病经济负担的感受和观点也不一样。一般来说，医院或医疗体系视角会关注支付方支付到其账户上的费用，即疾病的直接经济负担部分内容；社会视角关注点则更全面，不仅关注疾病直接经济负担，而且重视疾病的间接经济负担对社会的影响；患者则关注其个人损失，即自己需要花多少钱治疗疾病，付费后效果如何，以及疾病耽误了多少工时或学时，收入减少了多少等；医生则更注重自己设计的治疗方案是否能把患者治好，是否能达到患者及自己的预期，以期在治疗好患者的同时实现自身人生价值。在现实中，由于社会、经济条件不同，患者能承受治疗疾病的经济负担也不同，因此相应选择适当的治疗方案，从而在某种程度上也会影响医疗费用的产生和疾病经济负担的形成。因此，持视角不同，选择的研究内容、研究数据和研究方法也会不一样，见表1-1。

表1-1　不同视角下的疾病经济负担研究关注的费用情况

视角	医疗费用	伤残相关费用	死亡相关费用	交通/非医疗费用	转移支付
社会	—	所有费用	所有费用	所有费用	
医院/医疗体系	所有费用	—	—	—	
第三方支付方	支付部分	—	支付部分		
商业部门	支付部分	生产力损失	生产力损失		
政府	支付部分	—	—	刑事司法费用	属于疾病转移支付部分
患者及家庭	自付部分	工资损失/家庭生产力损失	工资损失/家庭生产力损失	自付部分	获得的金额

注：资料来源于Jo 2014年发表的论文。

4.2.3　疾病经济负担的相关理论

疾病经济负担即COI研究，是对某种或某类疾病总体经济负担的研究，其研究方法和理念可以追溯到300多年前威廉·配第提出的基于劳动价值论评价瘟疫流行给英国带来的经济负担。现代疾病经济负担研究主要是基于人力资本的相关理论。

劳动价值论是关于商品价值由无差别的一般人类劳动，即抽象劳动所创造的理论。

劳动决定价值这一思想最初由威廉·配第提出。亚当·斯密和大卫·李嘉图也对劳动价值论做出了巨大贡献，在劳动价值论的基础上揭示了资本主义制度中的资本家、雇佣工人、土地所有者这一阶级结构，并阐述了三者之间的阶级矛盾。马克思继承了亚当·斯密、大卫·李嘉图理论的科学成分，用辩证法和历史唯物论从根本上改造了劳动价值论，论证了它的历史性质，并在劳动价值论基础上科学地创立了剩余价值理论及随后的利润、平均利润理论。

在劳动价值论指导下，按人均国民收入计算间接经济负担。根据劳动价值理论，国民收入都是由劳动创造的。工人因病损失有效工作时间，其经济价值应等于在这一时间内工人劳动所创造的价值。因此，有学者主张用人均国民收入或平均每一劳动力创造的国民收入为根据来计算疾病的间接经济负担。

人力资本理论起源于18世纪。18世纪中叶欧洲发生产业革命后，人类进入了大工业时代，生产力发生了三大根本性变革：一是机械生产代替手工生产；二是科学技术代替经验工艺套路，科技与生产互动作用日益加强；三是专业技术培训代替作坊师徒传教方式，人的知识、技术因素在生产中的作用越来越大。当时兴起的古典经济学开始从劳动者在生产过程中的不同作用来关注教育对促进生产发展、增加财富的意义。亚当·斯密在1776年出版的《国富论》中首次提出人的才能与其他任何种类的资本同样是重要的生产手段的观点；他还详细分析了人的经验、知识和能力作为财富和生产财富的重要作用。由此亚当·斯密指出，学习一种才能需要受教育，需要进入学校学习，固然要花费一笔费用，但这种费用在将来可通过某些途径获得偿还。

20世纪50年代末60年代初，Weisbrod发现好的健康状况可以降低医疗负担、提高生产力。随后出现一个热门话题：人的健康质量改变对经济发展可以带来多大的贡献？1962年Mushkin提出把健康视为投资，认为应在人力资本理论指导下计算疾病经济负担。把提供的医疗服务及疾病的其他需求转换成物质和服务，再以物质和服务的形式估算疾病直接经济负担；而间接经济负担则是按疾病或早亡造成的工作时间减少或生产力损失，使用工资率乘以因病损失的有效工时（人年）计算疾病的间接经济负担（包括工作单位对社会的贡献，如社会保险、退休金及福利金等）。用工资率计算疾病的间接负担，其理论依据是西方的均衡价格理论。该理论认为劳动的边际生产力决定工资，因此疾病引起劳动力有效工作时间的减少，其经济价值要由工资的减少来计算。严格意义上来说，人力资本论只适用于疾病间接经济负担的计算。

西方卫生经济学对疾病经济负担的研究以人力资本理论为依据。这个理论的积极意义是强调生产中人的重要作用，消极意义是混淆了劳动与资本之间的根本差别。西方卫生经济学提出了疾病成本的概念，研究了计算疾病成本的方法，揭示了计算和分析疾病成本的重要意义，并在计划与决策中利用了疾病成本的数据，这些都值得我们借鉴和学习。

4.2.4 疾病经济负担的估算方法

在人力资本理论指导下通过疾病诊断或诊断组评价疾病经济负担，主要有两种流行病学方法（即两种技术路线）：患病率法和发病率法。

4.2.4.1 患病率法

目前患病率法是使用最广泛的方法。传统上是通过调查获取人群的患病率及平均治疗费用，从而计算得到人群的整体疾病经济负担。患病率法可以评价一年内某一疾病或某一类疾病的所有患者所造成的直接或间接经济负担。早在 20 世纪 50 年代末 60 年代初就有学者应用此法进行疾病经济负担评价，如 Feins 于 1958 年、Mushkin 和 Collings 于 1959 年、Weisbrod 于 1961 年、Klarman 于 1965 年开展的相关研究。Rice 于 1966 年完整地介绍了患病率法，并与其同事 Cooper 于 1976 年进一步完善这种方法。

根据 Cooper 和 Rice 介绍的方法学，医疗卫生费用的类型可按 16 大类疾病及 7 种医疗服务进行划分，即医院、医生诊所、牙科、其他卫生专业、护理院、药品和医药杂志、眼镜及医疗耗材共 7 种服务。在 1966 年的方法学中没有包括后两大类服务，此为 1976 年新增的内容，但是他们提出的方法学中没有包括其他医疗卫生服务、预支付和管理费、政府公共卫生活动费、科研和医疗设施建设费。在 1976 年 Cooper 等的报告中，这部分费用占 16.8%，而在 1982 年 Anne 的报告中占 15%。Leungo 等人以患病率法对英国 2004 年心血管疾病经济负担进行研究，表明 NHS 全年心血管疾病费用为 157 亿英镑，占 NHS 全年卫生费用的 21%，而心血管疾病住院费用最多，占 63%。

患病率法主要有以下 4 个缺点。①服务种类界定问题。按照疾病诊断和医疗卫生服务类别进行疾病经济负担分析评估，由于服务类别多样且有交叉重叠现象，导致重复计算而出现高估现象。如医生服务费，因为医生有双重身份（医院及私人诊所），有可能在医院服务类已包含了医生服务费，在诊所类别又重复计入该部分费用；或由于医生自报收入，但因为医生很可能会少报自己的收入，因此导致医疗卫生总费用被低估。②诊断界定问题。一般是以初次诊断或主要诊断对某种疾病进行界定，然而一个患者往往会有多个诊断，需对除了主要诊断以外发生的费用进行合理评估，否则很容易出现疾病经济负担被高估或重复计算的现象。③疾病编码问题。由于知识和背景的不同，不同的编码人员给疾病进行的编码会有差异。④患病不等于就医。患病后不利用医疗卫生服务，不就医不吃药，则不会对患者及其家庭造成直接经济损失；如果按实际患病率估算人群疾病直接经济负担，可能会出现高估现象。

4.2.4.2 发病率法

发病率法是基于人群发病率对疾病经济负担进行估算，包括评价某一年内新发病例终生直接和间接经济负担，即不仅要评估新发病例第一年内的直接和间接经济负担，对其未来的经济负担也要进行估算，直到其死亡。这种方法用得较少，只在几个小型的研究中运用。1976 年，Smart 和 Saunders 采用此法对机动车辆相关脊髓损伤患者的经济负担进行评价。1981 年，Hartunian 完善了基于发病率的评价方法，对主要疾病的发病率和经济负担进行比较分析，这些主要疾病包括肿瘤、机动车相关损伤、冠心病、脑卒中等。在该研究中，Hartunian 首次系统、详细地介绍了基于发病率来评价具体疾病直接和间接经济负担的方法。其中，评价直接经济负担主要有以下几个步骤：①估算疾病发病率；②估算死亡率和首次发病存活患者的预期寿命；③估算所有患者的直接经济负担（包括存活患者和死亡患者）；④选择贴现率，把未来发生的费用折算成当前价值。

与患病率法相比，这种方法需要相当广泛、详细的数据。但是在实际工作中，这些数据要么很难提供，要么根本不能提供，主要有以下几个原因：首先是准确的发病率数据缺乏；其次是很难估计患者从首次发病后的预期寿命，社会经济和医疗技术在不断变化，患者预期寿命也会受到影响；最后是难以估算发病第一年和未来经济负担，因为发病率数据不准确或很难获取，同时还要根据这些数据按疾病诊断和服务类别进行疾病经济负担分析。而未来发生的经济负担估算则更加困难，因为疾病本身的进展、复发、未来治疗方法变化、患者预期寿命的不确定性以及未来医疗卫生服务价格变化等均会影响估算结果。由于存在这些困难，虽然研究者按年度价格进行估算，但是结果还是不能令人满意。

与患病率法类似，发病率法也存在发病不等于就医的问题。发病后不利用医疗卫生服务，不就医不吃药，则对患者及其家庭不会造成直接经济损失，如果按实际发病率估算人群疾病经济负担，可能会出现高估现象。

4.2.4.3　直接经济负担估算法

传统评估方法以市场价格为基础，如医院服务平均每天的费用（每日平均住院费用或日均门诊费用）或每年住院费用，从严格意义上来说，所计算的这些费用为患者直接经济负担。随着研究方法的不断发展，出现了多种估算方法，具体如下。

（1）自上而下和自下而上的方法。基于发病率法，COI 要求自下而上分析疾病的终生成本，要求输入数据比患病率法所采用的数据更详细。患病率法通常自上而下进行分析，将已知总支出按疾病类别进行分配。1966 年，Rice 建立了自上而下法，把一个国家或地区的总医疗卫生费用按当时的国际疾病分类（international classification of diseases，ICD）中的 16 个疾病类别进行分配，进而按不同医疗服务类型（即医院服务、医生诊所服务等）进行再分配。所有支出都按疾病初步诊断进行再分配。Cooper 和 Rice 应用患病率方法，对 1972 年美国疾病的经济成本进行了全面描述。自上而下法通过获取全国（区域）总医疗费用，按一定标准分配到患者中，从而获得总费用和例均费用。该方法的主要优点是省时省力，缺点是只能估算直接医疗费用，对非直接医疗费用无法估算。

（2）分布模型法。该方法把医疗卫生费用按不同种类进行划分，为每一种费用建立数学模型，计算方式为：

年门诊医疗费用＝∑（次均就诊医疗费用 × 两周就诊率 ×26× 居民数）

年门诊非医疗费用＝∑（次均就诊非医疗费用 × 两周就诊率 ×26× 居民数）

年住院医疗费用＝∑（次均住院医疗费用 × 住院率 × 居民数）

年住院非医疗费用＝∑（次均住院非医疗费用 × 住院率 × 居民数）

该法可全面研究人群的医疗卫生利用及相关费用情况，还可通过数学模型分析年龄、性别、收入等因素对费用的影响，测算比较准确。

（3）直接法。该法通过调查获得例均费用，计算公式为：

某疾病直接经济负担＝年人均直接费用 × 人口数 × 发病率或患病率

4.2.4.4 间接经济负担估算法

疾病的间接经济负担是指疾病给社会带来的经济损失，包括因患病、伤残和死亡造成的经济损失。疾病的间接经济负担，意味着劳动力有效工作时间减少、工作能力降低。影响间接经济负担的因素有疾病的流行情况、休工休学率、伤残率、人均国民收入水平、劳动力的培养费用等。计算间接经济负担的数据（当地工资水平或人均国民生产总值等）一般通过劳动或统计部门获取。计算疾病间接经济负担的方法主要有以下4种。

（1）现值法。

间接经济负担＝期望寿命年 × 工资率

工资率即工资标准，按一定时间规定各工资等级的工资额度。

（2）人力资本法。

用工资计算：

间接经济损失＝年人均工资（日工资）× 损失工作人年数

损失工作人年数＝人口平均期望寿命－死亡或致残时间

用人均国民生产总值或国民收入计算：

间接经济损失＝误工日数 × 人均国民收入 /365 天

间接费用＝损失时间 × 人均国民生产总值 /365 天

用人力资本法与失能调整生命年结合计算：

间接经济负担＝人均国民生产总值 ×DALY× 生产力权重

（3）支付意愿法。支付意愿又称价格意愿，是指消费者接受一定数量的消费物品或劳务所愿意支付的金额，是消费者对特定物品或劳务的个人估价，带有强烈的主观评价成分。在环境质量公共物品的需求分析和环境经济影响评价中，支付意愿被广泛应用。根据边际效用递减规律，消费者在一定收入水平下，对享有环境质量的边际支付意愿也符合递减规律，用支付意愿表示的需求曲线是一条向右下方倾斜的曲线。

在疾病经济负担研究中，支付意愿法是基于愿意支付多少金额去降低某种疾病或死亡危险的人数进行估算。这种方法虽然理论上更好，但是实际操作中由于缺乏适当的数据而受到限制。因此，目前绝大部分关于疾病经济负担的研究都是基于人力资本法。

（4）摩擦成本法。Koopmanschap 等人认为间接经济负担应该用摩擦成本法而非人力资本法计算，因为由于疾病或伤残造成的长期误工或早亡会由另一个人代替其欠下的工作。摩擦期是指患者在等待组织安排另一个人接替自己工作所造成损失的时间跨度。摩擦成本法以平均摩擦期为基础，估算疾病间接经济负担。对于短期误工，Koopmanschap 等人认为，传统方法已估算了生产力损失，减少其劳动回报等，患者好转后回到单位上班还可以补上原来欠下的工作，这种方法意味着摩擦期后机会成本接近"0"。

4.3　医疗大数据相关概念和理论

随着信息技术和物联网技术的发展、个人电脑和智能手机的普及以及社交网络的兴起，人类活动产生的数据正以惊人的速度增长。2009 年联合国制定了"数据脉动"计划，2010 年英国发起了"数据权"运动，2012 年美国实施了"大数据"战略，2015 年新加坡等国家提出"大数据治国"理念，"大数据"时代的序幕在全球渐渐拉开。2015 年 7 月 25 日，李克强总理在听取浪潮云计算、大数据产业发展汇报后指出，信息化正在全球快速发展，云计算、大数据是一个大潮流。

随着中国医疗卫生行业 IT 设施的不断完善，特别是分级诊疗服务体系的建立健全，医疗大数据的发展速度将不可估量。因此，了解大数据及医疗大数据的特点和作用，并有效利用医疗大数据推动医疗卫生事业的发展相当重要。

4.3.1　大数据的定义

大数据虽然广泛存在，但是目前仍没有一个被大众普遍接受的定义，不同的学者或国际大数据企业对大数据做出了不同的描述。

有学者认为，大数据指的是大规模、异质、半结构或非结构化数字内容，难以使用传统工具和技术进行加工和管理，狭义上可以定义为难以用现有的一般技术管理的大量数据的集合。大数据难以管理的原因可以用"5V"（国外学者也称之为 5 个维度）来描述，即 Volume（数量大）、Variety（多样性）、Velocity（速度快）、Veracity（真实性）和 Value（价值）。从广义上来说，大数据可以被定义为包括因具备"5V"特点而难以进行管理的数据，对这些数据进行存储、处理、分析的技术，以及能够通过分析这些数据获得实用意义和观点的人才和组织的综合性概念。

从各种渠道收集的庞大、粗糙及半结构化或非结构化的大数据，研究机构、商业机构及政府部门可对其进行分析利用，但采用传统分析技术和方法无法准确分析，要用高级技术和方法对数据的信息进行捕捉、存储、分布、管理和分析。"大数据"一词包含数据的复杂性和多样性，需要进行实时的数据收集和处理以及通过数据获取智慧分析。在许多商业和科学领域，高级数据挖掘技术和相关工具可以帮助人们从大数据中提取信息，帮助人们做出明智的决定。组合大数据分析、知识发现技术以及可扩展计算系统，可帮助人们在短时间内产生新的见解。目前有各种各样的大数据公司和平台，如Google、IBM等。研究人员利用云技术开发复杂和灵活软件模型，如分布式工作流模式，极大地提高了工作效率。

IBM认为大数据已被用于承载所有数据类型的概念，包括巨量的数据、社交媒体分析、下一代数据管理能力、实时数据等。无论是何种类型，企业都已经开始理解并探索如何以新的方式处理并分析大量的信息。在各行各业中，高管都认识到他们需要更多地了解如何利用大数据。尽管它吸引了媒体的广泛关注，但是从企业正在做的事情中很难发现深层次的信息。2012年，IBM对95个国家中的1 144名业务和IT专业人员、20多名学者、业务主题专家和企业高管进行调查和采访，结果表明，63%的受访者认为信息（包括大数据）的分析和使用为其组织创造了竞争优势。在IBM的2010年新智慧企业全球高管联合调研中，有此看法的受访者比例仅为37%，但在短短两年内增加了70%。

不仅大数据的应用在商业领域起着主导作用，而且公共部门也越来越注重利用大数据为公民提供更有效的服务，如利用大数据处理医疗费用上涨的问题、创造更多的就业机会、处理自然灾害和打击恐怖主义活动等。因此，大数据的产生，意味着我们的生活、工作和思维产生了巨大的变化。

目前尚未有统一的关于医疗大数据的定义。政府方面认为医疗大数据是因健康活动而产生的大量医疗数据。国外有学者认为医疗大数据是指庞大而复杂的电子医疗卫生数据，用传统的数据处理方法和工具很难甚至不可能处理，包括临床数据：CPOE数据及临床决策支持系统数据（医生手写记录、医嘱、影像数据、实验室数据、药房、保险及其他管理数据），患者电子病历、机器产生的数据（如生命体征监控数据，各种网页、平台、医学杂志、社交媒体等数据）。

4.3.2 大数据的三大特点及其带来的思维变革

除了上文提到的大数据"5V"特点，从另一个角度看，大数据具有全体性、混杂性及相关性三大特点。数据采集和数据处理技术已发生了翻天覆地的变化，人们的思维方式方法也应该跟上这个变化。

4.3.2.1 全体性

大数据的"大"是指所研究的数据集是数据的全体，而非随机采样得到的样本，这反映了大数据的全体性特征。这一特点带来了思维变革之一——更多：不是随机抽样数据，而是全体数据。

传统随机抽样的特点是以最少的数据获得最多的信息。过去由于获取和分析全体数据较困难，因此抽样调查是一种常用统计分析方法。它根据随机原则从总体中抽取部分实际数据进行调查，并运用概率估计方法，根据样本数据推算总体相应的数量指标。抽样分析的精确性随抽样随机性的增加而提高，与样本数量的增加关系不大。

而大数据的全体性则要求用全体数据进行深度探讨，如流感趋势预测分析了整个美国几十亿条互联网检索记录，使得它能提高微观层面分析的准确性，甚至能够推测某个特定城市的流感状况。

4.3.2.2　混杂性

大数据的第二个特点便是混杂性，包括数据格式、数据内容及数据类型的混杂。这一特点引起了人们思维变革之二——更杂：不是精确性，而是混杂性。

对小数据而言，最基本和最重要的要求就是减少错误，保证质量。因为收集的数据较少，只有确保每个数据尽量精确，才能保证分析结果的准确性。允许不精确数据是大数据的一个亮点，而非缺点。因为放宽了容错的标准，就可以掌握更多数据；而掌握大量新型数据时，精确性就不那么重要了，因为不精确的大量新型数据能帮助掌握事物发展趋势。执迷于精确性是信息缺乏时代的产物，大数据时代要求重新审视精确性的优劣。如果将传统的思维模式运用于数字化、网络化的 21 世纪，就会错过重要信息，错失很多良机。如由于对疾病编码熟悉程度不同或要求不同，以及操作人员态度不同，各地医疗电子病历质量往往参差不齐，想要等到各地的电子病历没有差错，这是不可能的事；如果学者们因为电子病历有差错而不进行分析利用，那将是医疗卫生界和全社会的重大损失。此外，需要正确处理数据增加引起的各种混乱（数据格式不一致、数据错误率增加等）。错误并不是大数据的固有特性，但可能是长期存在并需要去处理的现实问题。

4.3.2.3　相关性

大数据的相关性是指数据各变量之间的关系。这一特点引起了思维模式变革之三——更好：不是因果关系，而是相关关系。

因果关系是指一个事件是另一个事件的结果，相关关系是指两个事件的发生存在与发展某种规律。与通过逻辑推理研究因果关系不同，大数据研究通过对巨量数据做统计性的搜索、比较、聚类、分析和归纳，来寻找事件（或数据）之间的相关性。相关关系帮助捕捉现在和预测未来，即如果 A 和 B 经常一起发生，则只需注意到 B 发生了，就可以预测 A 也发生了。通过收集所有数据，可预先捕捉到事物要出故障的信号，如通过收集临床用药及患者体征等信息预测患者获得院内感染的可能性。

大数据改变人类探索世界的方法。随着信息化的不断发展，越来越多的事物将不断数据化，这将拓宽人类的视野，使人们可从大量的数据中发现隐藏在其中的自然规律、社会规律和经济规律。例如，当网页变成数据，谷歌便具备了强大的全文搜索能力，在几个毫秒内就能让人们检索到世界上几乎所有的网页；当方位变成数据，人们便能借助GPS快速到达目的地；当情绪变成数据，人们甚至能根据大家快乐与否判断股市的涨跌。

上述这些不同的数据可归结为几类相似的数学模型，从而使得数据科学（应用数据学习知识的学科）成为一门具备普遍适用性的学科。生物信息学、计算社会学、天体信息学、电子工程、金融学、经济学等学科，都依赖数据科学的发展。

4.3.3 医疗健康数据来源、种类、特点

HIS 是医疗数据的重要来源，包括电子病例系统（electronic medical record system，EMRS）、实验室信息系统（laboratory information system，LIS）、医学影像存档与通信系统（picture archiving & communication system，PACS）、放射信息管理系统（radiology information system，RIS）、临床决策支持系统（clinical decision support system，CDSS）等。根据中国医院信息化状况调查报告中对 HIS 的总体实施现状报告，截至 2006 年底，电子病例系统、实验室信息系统、医学影像存档与通信系统、临床决策支持系统的已有或在建率分别为 27.46%、37.70%、25.20%、12.30%。

除此之外，各种健康设备可以帮助收集用户的生命体征信息，如心电数据、血氧浓度、呼吸、血压、体温、脉搏、运动量等。社交网络和搜索引擎也包含了潜在的人口健康信息。

医疗大数据与普通大数据一样具有"5V"特点，具体表现如下。

一是数量大：新的医疗保健数据呈爆炸式增长。

全球数据总量呈指数增长，从 2005 年的 130 亿字节（一个数字为 1 018 字节的数据）到 2015 年的 7 910 艾字节，到 2020 年将有 35 泽字节的数字数据。然而，世界上只有 20% 的数据是结构化的（适合于计算机处理），非结构化数据（如手写笔记、未加标签的文本、音频和视频文件等）以结构化数据的 15 倍速度增长。

2012 年全球医疗保健数据量为 500 PB，到 2020 年增长到 25 000 PB，增长了 50 倍，未来将以现有的数字化和新的数据形式呈爆炸式增长。现有医疗保健数据包括个人医疗记录、放射学影像、临床试验数据、人类遗传学和人口数据、基因组序列等。较新形式的大字节数据，如 3D 成像、基因组学和生物测定传感器读取的数据，也正在推动数据增长。

二是多样性：医疗保健数据来源呈多样性和复杂性。

从数据结构来看，医疗大数据大多数为非结构化和半结构化数据。如医疗记录、护理记录和医生笔记、住院和出院记录、处方、X 光片、MRI、CT 和其他图像等均为非结构化数据，如此复杂和多样化的医疗大数据，给数据的使用、研究和管理提出了很大的挑战。

结构化数据可以通过机器实现简易存储、查询、调用、分析和操纵。这些结构化和

半结构化数据包括电子会计和账单、临床数据、实验室仪器读取的数据和由纸质记录转换为电子健康和医疗记录产生的数据，以及部分医疗管理数据，如病案首页和医保数据。

除此之外，还有新的数据，如从健身设备产生的数据、遗传和基因组数据、社交媒体数据等。这些数据目前可以捕捉、存储并通过计算机操纵、分析，但有用的信息相对较少。医疗大数据需要更有效的方式来组合和转换，包括从非结构化数据自动转换为结构化数据。

三是动态：医疗大数据的新特征。

医疗大数据正以前所未有的速度积累和发展，给数据的使用、研究和管理提出了新的挑战。传统的医疗数据大多数是静态的纸质文件、X 光片等，但在一些特殊医疗情况下，实时动态数据（血压监测、手术室麻醉监视器、床边心脏监视器等数据）反映着患者生命体征的实时情况。同时，每日多次糖尿病葡萄糖测量（或由胰岛素泵的连续监测）、血压计数据和心电图数据等都是非常重要的动态数据。

重症监护室（intensive care unit，ICU）的实时数据变化速度也很快且非常重要，如尽早检测和快速识别感染并采取正确的治疗方案（不仅仅是广谱抗生素），可以降低患者的发病率和死亡率，甚至避免院内感染暴发。实时数据流可以监测 ICU 中的新生儿，预测危及生命问题的出现。如果人们能够对这些大量的动态数据进行实时分析，将能够有效改变医疗现状和质量。

四是相对真实性。

传统的数据管理假设所存储的数据是确定、干净和精确的。然而，大数据有时是不确定、不精确或甚至是"错误"的，大数据具备的是相对真实性。

在医疗大数据中，数据质量是一个突出且重要的问题，因为数据是否正确，严重影响患者的生与死。目前的医疗保健数据，特别是非结构化数据的质量问题突出，数据常常不正确，如手写处方。

医疗保健数据中的真实性面临着与财务数据相同的问题，如患者姓名、医院、付款人、报销代码、金额是否都正确。其他真实性问题是医疗保健独有的，如诊断、治疗、处方、治疗过程、结果是否被正确捕捉、疾病编码是否正确等。

医疗大数据质量很大程度上影响着医疗协调性的改善、医疗差错的避免和医疗成本的降低，如数据质量会影响药物安全性和有效性、影响诊断准确性和治疗精准性等。然而，数据的多样性和更新的高速度又影响了人们在分析数据和做出决定之前清理数据的能力，这引起数据"信任"的问题。

很多组织虽然关注医疗保健数据的质量，但是更多的是在关注传统的 IT 问题，如数据管理、存储、合规、审计、防欺诈、错误报告和法规遵从，较少关注数据的基本真实性（真实性，相关性，预测值）。这将是影响医疗保健大数据分析和个性化医疗的重要问题，如要为医疗机构和医生提供准确的决策支持，取决于 IT 系统可以访问的数据的完整性和准确性。

五是实用性。

医疗大数据的效用主要体现在通过医疗大数据可以获取重要的信息，帮助医生、医院管理者、卫生管理者及患者进行知情决策和循证决策。

美国通过医疗大数据分析医疗费用增长原因及其控制措施便是很好的例子。当前美国医疗卫生费用占美国 GDP 的 17%，医疗卫生费用增长与国民经济增长不成比例。在过去的一段时期内，美国医疗卫生费用每年实际增长 5%，这是一种不可持续的增长，也是未来 20 年内美国预期国家债务增长的主要原因之一。这种医疗卫生费用增长的不可持续性已成为普遍共识。在给美国总统的一份报告中，专家指出，充分发挥医疗卫生信息科技的作用，是推动美国医疗前进的道路选择；及时捕捉、存储、分析医疗信息，特别是电子化信息，能够更好地改善医疗质量、开发医疗新技术。简而言之，降低成本、提高效率和效果是各利益团体的共同诉求，而非简单的降低成本。

医疗大数据的分析和利用还有助于建立以患者为中心的医疗服务模式。研究人员通过对医疗大数据进行分析能更好地了解疾病的病因；开发人员可以研发更有效、更有针对性的治疗方法，包括更个性化、更精准的诊断技术以及与之匹配的治疗方案，特别是肿瘤患者，不同患者的基因特异性以及治疗窗口很窄，要求以更好的方法进行诊断及个性化、精准化治疗。同时，对医疗大数据的分析可以帮助医疗卫生行政部门、医院、医生、患者进行科学决策，从而更好预防和治疗疾病，建立以患者为中心的医疗服务和健康管理模式。这一切的实现都需要大数据的支持。

除此之外，医疗数据还表现出"大"与"小"的辩证特点。医疗大数据包括医疗管理大数据和临床医疗大数据。医疗管理大数据，如病案首页和医保数据，这些数据总体上量很大，但是包含的信息相对单薄，信息量较小，大多是结构化数据；而临床医疗大数据，如患者个人电子病历、影像数据、基因检测数据等，表面上看上去数据量较小，但是实际上包含的信息量相当大，如每个患者的基因信息量是巨大的。因此，要辩证地看待医疗大数据的"大"与"小"，在不同的情况下给予不同的界定。

4.3.4 医疗大数据的分析处理方法

分析处理大数据的方法很多，本书重点介绍研究中使用的几种方法：回归分析中的 GLM 和 GAM，以及用于决策分析的决策树模型。

4.3.4.1 GLM

GLM 通常指给定连续和（或）分类预测器的连续响应变量的常规线性回归模型，包括多元线性回归以及 ANOVA 和 ANCOVA（仅限固定效应）。表达式为 $y_i \sim N$（$XT_i\beta$，$\sigma2$）、

$yi \sim N$（$XiT\beta$，$\sigma2$），其中 $XiXi$ 包含已知的协变量，$\beta\beta$ 包含要估计的系数。这些模型通过最小二乘法和加权最小二乘法拟合，如使用 SAS Proc GLM 或 R 函数 lsfit( ) 和 lm( ) 模型。

GLM 是由 McCullagh 和 Nelder 推广的更大类型的模型，包括线性回归、方差分析、泊松回归、对数线性模型等。在这些模型中，假设响应变量 $yiyi$ 遵循具有平均 $\mu i\mu i$ 的指数族分布，其被假定为 $XiT\beta XiT\beta$ 的一些（通常是非线性的）函数。有学者称之为非线性，因为 $\mu i\mu i$ 通常是协变量的非线性函数，但 McCullagh 和 Nelder 认为它们是线性的，因为协变量仅通过线性组合 $XTi\beta XiT\beta$ 来影响 $yiyi$ 的分布。

GLM 与一般线性模型的区别有两点。第一点，响应变量的分布可以是（明确地）非正态的，并且不必是连续的，比如其可以是二项式；第二点，从属变量值从经由链接函数"连接"到因变量的预测变量的线性组合来进行预测。单个因变量的一般线性模型可以被认为是 GLM 的特殊情况：在一般线性模型中，因变量值预期遵循正态分布，并且链接函数是简单的身份函数（即不变换预测变量的值的线性组合）。

为了说明在一般线性模型中，响应变量 Y 与自变量 X 成线性相关，假定 GLM 中的关系为：

$$Y = g\ (b_0 + b_1 \times X_1 + \cdots + b_m \times X_m)$$

其中 $g\ (\cdots)$ 是一个函数，其反函数称为 $gi\ (\cdots)$，也称为链接函数；因此有：

$$gi\ (muY) = b_0 + b_1 \times X_1 + \cdots + b_m \times X_m$$

其中 muY 代表 Y 的期望值。

GLM 的 3 个组成部分如下：①随机分量，指响应变量（Y）的概率分布，如在线性回归中 Y 的正态分布，或二元逻辑回归中 Y 的二项分布，也称为噪声模型或误差模型。②系统分量，指定模型中的解释变量（X_1，X_2，$\cdots$，X_k），更具体地说，是它们在创建所谓的线性预测器时的线性组合，如 $\beta_0 + \beta_1 X_1 + \beta_2 X_2$。③链接函数，$\eta$ 或 $g\ (\mu)$ 指定随机和系统组件之间的链接。其主要作用是回应期望值与解释变量的线性预测值相关，如用于线性回归的 $\eta = g\ [\ E\ (Y_1)\ ] = E\ (Y_1)$，或用于逻辑回归的 $\eta = \text{logit}\ (\pi)$。

假设：数据 Y_1，Y_2，$\cdots$，Y_n 是独立分布的，即情况是独立的。

因变量 Y_i 不需要正态分布，但通常假定来自指数族的分布（如二项式、泊松、多项式、正态）。GLM 不假设因变量和独立变量之间的线性关系，但它假设在链接函数和解释变量之间的变换响应之间的线性关系，如对于二进制对数回归 $\text{logit}\ (\pi) = \beta_0 + \beta_x$。

独立的（解释性）变量甚至可以是原始自变量的幂项或一些其他非线性变换，不需要满足方差的均匀性。事实上，在许多情况下甚至不可能给出模型结构，并且可能存在过分散（当观察到的方差大于模型假定的方差时）。

误差是独立的，但不是正态分布的。它使用最大似然估计（maximum likelihood estimation，MLE）而不是普通最小二乘法（ordinary least squares，OLS）来估算参数。拟合优度取决于足够大的样本，其中启发式规则是20%以下的预期单元格计数小于5。

以下是GLM模型示例，如线性回归，并在此类中涵盖了逻辑回归和对数线性等模型。

在简单线性回归模型中，连续响应变量的平均期望值取决于一组解释变量，其中索引 i 代表每个数据点：

$$Y_i = \beta_0 + \beta X_i + \varepsilon i Y_i = \beta_0 + \beta X_i + \varepsilon_i$$

或 $E(Y_i) = \beta_0 + \beta X_i E(Y_i) = \beta_0 + \beta X_i$

随机分量：Y 是响应变量，具有正态分布，通常假设误差 $ei \sim N(0, \sigma2)$。

系统分量：X 是解释变量（可以是连续或离散的），并且在参数 $\beta_0 + \beta X_i$ 中是线性的。注意，对于具有多个解释变量的多元线性回归，如（$X_1, X_2, \cdots, X_k$），根据回归参数 β 将这些 X 的线性组合，但是解释变量本身可以被变换，如 X_2 或 $\log(X)$。

链接函数：Identity Link，$\eta = g[E(Y_i)] = E(Y_i)$ ——同一性，因为直接对平均值建模，这是最简单的链接功能。

二元 Logistic 回归模型，二进制响应变量 Y 取决于一组 k 个解释变量，$X = (X_1, X_2, \cdots, X_k)$。

$$\text{logit}(\pi) = \log(\pi_1 - \pi) = \beta_0 + \beta X_i + \cdots + \beta_0 + \beta X k' \text{logit}(\pi) = \log(\pi_1 - \pi) = \beta_0 + \beta X_i + \cdots + \beta_0 + \beta X k'$$

其将"成功"概率的对数几率模型转化为解释变量的函数。

随机分量：Y 的分布被假定为二项式（n, π），其中 π 是"成功"的概率。

系统分量：X 是解释变量（可以是连续的或是离散的），并且在参数中是线性的，如 $\beta_0 + \beta X_i + \cdots + \beta_0 + \beta X_k$。如在线性回归中，$X$ 的自身转换是允许的，这适用于任何 GLM 模型。

链接功能：logit 链接。

$$\eta = \text{logit}(\pi) = \log(\pi_1 - \pi) \, \eta = \text{logit}(\pi) = \log(\pi_1 - \pi)$$

logit 链接对平均值的对数几率进行建模，这里的平均值是 π。当预测变量全部是分类时，二元逻辑回归模型也称为 logit 模型。

对数线性回归模型将期望的单元格计数模型转化为分类变量水平的函数，如对于双向表饱和模型：

$$\log(\mu_{ij}) = \lambda + \lambda A_i + \lambda B_j + \lambda A B_{ij} \log(\mu_{ij}) = \lambda + \lambda_i A + \lambda_j B + \lambda_{ij} A B$$

其中 $\mu_{ij} = E(n_{ij})$ 是预期的单元格计数（双向表格的每个单元格中的平均值），A 和 B 表示两个分类变量，λ_{ij} 是模型参数，进行建模预期计数。

随机分量：计数的分布，即响应，是泊松分布。

系统分量：X 是在交叉分类中使用的离散变量，并且在参数 $\lambda + \lambda X_{1i} + \lambda X_{2j} + \cdots + \lambda X_{kk} + \cdots + \lambda + \lambda_i X_1 + \lambda_j X_2 + \cdots + \lambda_k X_k + \cdots$ 中。

链接功能：日志链接，$\eta = \log(\mu)$；log，对单元格平均值的对数进行建模。

对数线性模型比 logit 模型更通用，一些 logit 模型等效于某些对数线性模型。当所有解释变量都是离散的，对数线性模型也等价于泊松回归模型。

GLM 相对传统（OLS）回归的优势主要表现在以下 6 个方面：①不需要将响应变量 Y 转换为正态分布。②链接的选择与随机分量的选择是分开的，建模中具有更多的灵活性。③如果链接产生附加效应，则不需要常数方差。④模型通过最大似然估计拟合，因此需要估计器的最优性质。⑤对数线性和逻辑回归模型的所有推理工具和模型检验也适用于其他 GLM，如 Wald 和似然比测试、偏差、残差、可信区间、过度离散。⑥在软件包中通常有一个过程（程序）来捕获上面列出的所有模型，如 SAS 中的 PROC GENMOD 或 R 中的 glm（）等，具有改变三个组成部分的选项。

但是 GLM 也存在一些局限性，如线性函数仅在系统分量中具有线性预测器，且响应必须是独立的。也有一些方法克服这些局限性，如考虑对匹配数据的分析，或在 SAS 中使用 NLMIXED，或在 R 中使用 {nlme} 包，或考虑其他模型及其他软件包。

4.3.4.2　GAM

GAM 的方法是由 Hastie 和 Tibshirani 于 1990 年提出和普及的，用于拟合这些模型的算法，对该统计建模领域中的最新研究及讨论也可以在 Schimek 中找到。

（1）附加模型。附加模型代表多元回归的泛化（这是一般线性模型的特殊情况）。具体来说，在线性回归中，为一组预测变量或 X 变量计算线性最小二乘拟合，以预测因变量 Y。已知有 m 个预测因子，预测因变量 Y 的公知线性回归方程可以表示为：

$$Y = b_0 + b_1 \times X_1 + \cdots + b_m \times X_m$$

其中 Y 代表因变量的（预测值），$X_1 \sim X_m$ 代表预测变量的 m 值，b_0、b_1 至 b_m 是通过多元回归估计的回归系数。多元回归模型的一般化是为了保持模型的附加性质，但是用 $f_i(X_i)$ 代替线性方程 $b_i \times X_i$ 的简单项，其中 fi 是预测器 Xi 的非参数函数。换句话说，代替模型中的每个变量（附加项）的单个系数，在附加模型中为每个预测器估计未指定（非参数）函数，以实现从属变量值的最佳预测。

（2）分布和链接功能。GAM 可以从因变量的各种分布中选择，以及预测变量对因变量的影响的链接函数：

Normal，Gamma 和 Poisson distributions：

Log link：$f(z) = \log(z)$

Inverse link：$f(z) = 1/z$

Identity link：$f(z) = z$

Binomial distributions：

Logit link：$f(z) = \log(z/(1-z))$

（3）GAM。可以将附加模型的概念与 GLM 结合起来，推导出 GAM 的概念，表达式如下：

$$g_i(\mathrm{mu}Y) = \mathrm{Si}[f_i(X_i)]$$

换句话说，GAM 的目的是通过估计预测变量的非特定（非参数）函数。该预测变量通过链接功能，经由散点图平滑器的预测器的非参数函数，以最大化因变量 Y 的预测质量。

GAM 的一个独特之处在于预测变量 X_i 的非参数函数 f_i，即代替某种简单或复杂的参数函数。1990 年，Hastie 和 Tibshirani 讨论了如何应用于 X 变量值的各种一般散点图平滑器，其中包括目标标准最大化（变换的）Y 的预测的质量变量值。这样的散点图平滑器是三次平滑样条平滑器，其通常产生的散点图中，对两个变量之间的关系进行平滑推广。

总之，GAM 不是估计单个参数（如多重回归中的回归权重），而是发现预测（变换的）Y 值与预测值相关联的一般非特异性（非参数）函数。

（4）广义附加逻辑模型示例。如二元相关变量值的 logit 模型的泛化。在非线性估计、广义线性/非线性模型的上下文中详细描述的、用于二元响应的逻辑回归模型可以如下表示：

$$y = \exp(b_0 + b_1 \times X_1 + \cdots + b_m \times X_m) / \{1 + \exp(b_0 + b_1 \times X_1 + \cdots + b_m \times X_m)\}$$

注意，因变量的分布被假定为二项式，即响应变量只能取值 0 或 1（如在市场研究中，购买决策是二项式：客户有或者没有进行特定购买）。可以应用逻辑链接函数到概率 p（范围在 0 和 1 之间），表达式如下：

$$p' = \log[p/(1-p)]$$

通过应用逻辑链接函数，可以将模型重写为：

$$p' = b_0 + b_1 \times X_1 + \cdots + b_m \times X_m$$

最后，用简单的单参数相加项来替代广义附加逻辑模型：

$$p' = b_0 + f_1(X_1) + \cdots + f_m(X_m)$$

（5）拟合 GAM。关于 GAM 如何拟合数据，在算法中涉及两个单独的迭代操作，其通常标记为外部和内部循环。外部循环的目的是通过最小化模型给出的数据的总似然性（类似于在非线性估计的上下文中描述的最大似然估计过程）来进行最大化模型的整体拟合。内循环的目的是细化散点图平滑器，使三次样条更平滑。相对于部分残差执行平滑，即对于每个预测值 k，发现加权的三次样条拟合，以便最好地表示变量 k 并通过去除所有其他 j 个预测值（$j \mid k$）的影响后计算（部分）残差之间的关系。当既定模型的数据不能再改进时，迭代估计过程将终止。

（6）解释结果。GAM 计算的许多标准结果、统计数据类似于通过线性或非线性模型拟合程序所得结果。例如，可以计算最终模型的预测值和残差值，并且可以显示残差的各种图，以帮助用户识别可能的离散值等。可以参考由广义线性 / 非线性模型计算的残差统计的描述。

主要关注预测变量如何与因变量相关。可以计算散点图，针对部分残差绘制的平滑曲线预测变量值，即在删除所有其他预测变量的效果之后的残差。

（7）自由程度。GAM 是使用每个预测器的三次样条平滑器代替（估计的）参数值乘以预测器值的简单乘积。当估计单个参数值时，将失去一个自由度，即对整个模型增加一个自由度。平滑器可以非常平滑，并不是非常接近地遵循散点图中的数据模式；同时，平滑器也可以不平滑，这样遵循数据的模式更紧密。一方面，在最极端的情况下，简单的线将是非常平滑的，并且需要估计单个斜率参数，即使用一个自由度来拟合更平滑的简单直线；另一方面，也可以强制一条非"平滑"的线来连接每个实际数据点，在这种情况下，将会"耗尽"大约与图中的点一样多的自由度。GAM 可以指定三次样条平滑器的自由度。一般来说，指定的自由度越小，模型的总体拟合越差，因为平滑器是对部分残差的三次样条拟合。

GAM 非常灵活，并且可以在非线性关系和预测变量的显著噪声下提供良好的拟合。但是必须特别小心不要过度拟合数据，即不要将过度复杂的模型（具有多个自由度）应用于数据，否则在随后的验证研究中可能产生不能复制的拟合。此外，还可以将 GAM 获得的拟合与广义线性 / 非线性模型获得的拟合进行比较，以便获得更满意的数据拟合。通常情况，如果给定模型的可比拟合，GLM 优于 GAM。

关于从（广义）线性模型与 GAM 获得的结果中解释问题，线性模型更易于理解、总结并传达给其他人（如在技术报告中）。此外，线性模型参数估计可以用于以简单和直接的方式预测或分类新案例。GAM 较不容易解释，特别是涉及一些或所有预测变量的复杂非线性效应时很难解释，当然，GAM 可能产生比广义线性模型更好的拟合。值得注意的是，通常优先选择可以预测未来案例的易于理解的简单模型，而不是优先选择难以解释和总结的复杂模型。

4.3.4.3　决策树模型（decision tree）

决策分析建模在统计理论中具备理论基础，并与预期效用理论有共同的理论来源。决策分析已广泛用于医疗保健以外其他领域，如商业和工程等，在临床决策框架方面也具有理论基础。当成本不一定作为主要考虑因素时，患者相关治疗方案也可以用模型进行决策，已有一些文章介绍了医疗卫生引入决策分析的理论。

在计算复杂性和通信复杂性理论中，决策树模型是计算或通信的模型，其中算法或通信过程被认为基本上是采用决策树模型，即基于一些量的比较的分支操作序列，比较被分配单位计算成本。分支操作称为"测试"或"查询"。在该设置中，所讨论的算法可以被视为布尔函数 $\displaystyle f: \{0, 1\}^{n} \rightarrow \{0, 1\}$ $f: \{0, 1\}^{n}$

rightarrow \{0，1\}，其中输入是一系列查询，输出是最终决定。每个查询都取决于先前的查询。目前，决策树模型有几种变体，取决于在单个比较的计算和分支的方式中允许的操作的复杂性。

决策树模型有助于为某些类别的计算问题和算法建立计算复杂度的下限：最坏情况计算复杂度的下限，与用于给定计算问题的所有可能输入的决策树中的最大深度成比例。根据决策树模型表达的问题或算法的计算复杂度称为决策树复杂性或查询复杂度。

在 R 语言里，条件推理树（ctree）是一个非参数类的回归树，把树状结构的回归模型嵌入一个良好的条件推理程序理论框架里。它适用于各种回归问题，包括名义、序数、数字、多元响应变量和协变量的任意测量尺度。

大多数递归分区算法是简单两级算法的特殊情况：先通过单变量分割以递归方式划分观察值，再在所得分区的每个单元格中拟合常数模型。最流行的实现的算法是回归树和"C4.5"。基于 Morgan 和 Sonquist 提出的自动交互检测（AID）方法，特别是分类和回归树已广泛应用于卫生保健研究，包括合并症的分析。回归树倾向于过度拟合和具有最大数目的可能分裂的协变量的选择偏差。为了克服这些弱点，更先进的分裂算法应运而生，如卡方自动交互检测器（CHAID）和 ctree。CHAID 需要分类数据和响应变量，而 ctree 可以处理任意缩放变量。与 AID 不同，它们对所有可能的分割执行详尽搜索，最大化节点杂质的信息度量，选择显示最佳的协变量分裂。这种方法存在两个根本问题：过度拟合和选择偏向协变量与许多可能的分裂。关于过度拟合问题，Mingers 注意到算法 […] 没有统计意义的概念，因此不能区分信息度量的显著和不显著的改进。

ctree 要求一种递归分割统计方法，其中考虑到测量值的分布特性。R 语言下，一个统一的框架把递归二进制分区嵌入到 Strasser 和 Weber 提出的置换测试理论中，测量反应变量与协变量之间的关联的统计学条件分布，其基础是协变量不同测量值之间的无偏倚选择。此外，还应用多个测试程序进行测试，以确定任何关联之间是否有显著差异并确定是否停止递归。

Hans-Helmut König 首次使用 ctree 来分析多发慢性病患者的疾病经济负担，并认为 ctree 是一种高级决策树，可以有效识别这些患者疾病经济负担的主要决定因素。

首先，对 ctree 的递归二进制分区。

ctree 关注回归模型描述的响应变量 Y 的条件分布，给定 m 个协变量的状态通过树结构递归分区。来自一些样本空间 Y 的响应，Y 也可以是多元的。m 维协方差向量 $X = (X_1, \cdots, X_m)$ 取自样本空间 $X = X_1 \times \cdots \times X_m$，可以在任意尺度测量响应变量和协变量。假设给定协变量 X 的响应，Y 的条件分布 $D(Y \mid X)$ 取决于协变量的函数 f。

$$D(Y \mid X) = D(Y \mid X_1, \cdots, X_m) = D[Y \mid f(X_1, \cdots, X_m)]$$

其中限制基于分区的回归关系，即 r 个不相交的单元格，$(B_1, \cdots, B_r)$ 分区协变空

间 $X = U_{k=1}^r B_k$，将基于学习样本 Ln（即 n 个独立且相同分布的观察随机样本）拟合回归关系的模型，可能具有一些协变量 X_{ji} 缺失，Ln ＝（Y_i, X_{1i}, …, X_{mi}），其中 $i = 1$, …, n。

可以将非负整数值的条件权重 w ＝（w_1, …, w_n），用于给定学习样本 Ln 的递归二进制分区的通用算法。当相应的观测值是节点的元素时，树的每个节点用具有非零元素的条件权重的向量表示，否则为 0。以下算法实现递归二进制分区。

（1）对于条件权重 w，测试 m 个协变量中的任何一个与响应变量之间的独立性的全局零假设。如果这个假设不能被拒绝，立即停止，否则选择协变量 X_j* 与 Y 最强的关联。

（2）选择一个集合 A* ⊂ b X_j*，为了分裂 X_j* 分成两个不相交集 A* 和 X_j*\A □。案例权重 w_{left} 和 w_{right} 为所有 $i = 1$，确定具有 w_{left}, $i = w_i$I（$X_j*i ∈ A*$）和 w_{right}, $i = w_i$I（$X_j*i6 \notin A*$）的两个子组，n［I（ · ）］表示指标函数。

（3）分别用修改的案例权重 w_{left} 和 w_{right} 递归地重复步骤（1）和（2）。

将变量选择和分裂过程分离为算法的步骤（1）和（2）是用构造可解释树结构的关键，其不具有许多可能分裂或许多缺失值的协变量的系统趋势。当响应和任何 m 个协变量之间的独立性的全局零假设不能在预先指定的名义水平上被拒绝时，递归停止。该算法引起分区 ｛B_1, …, B_r｝，其中每个单元格 B ∈ ｛B_1, …, B_r｝与案例权重的向量相关联。

其次，通过条件推理进行递归分割。

这里主要介绍通用算法的步骤（1）。该算法主要是通过线性统计的条件分布来构建独立性的统一测试，此理论框架是 Strasser 和 Weber 提出的。基于在相同框架内的标准化线性统计，确定在一个所选协变量中的最佳二进制分割，并对丢失值进行处理。

在前文描述的通用算法步骤（1），可能存在独立性问题，需要确定是否有任何 m 个协变量覆盖的响应变量的任何信息。在由病例权重 w 标识的每个节点中，根据具有全局零假设 $H_0 = \cap_{j=1}^m H_0^j$1 的 m 个部分假设 H_0^j: $D(Y|X_j) = D(Y)$ 来表达独立性的全局假设。当不能在预定的级别拒绝 H_0 时，停止递归。如果全局假设可以被拒绝，则测量 Y 和每个协变量 X_j（$j = 1$, …, m）之间的关联，通过测试统计或指示与部分假设 H_0^j 的偏差的 P 值。

为了符号方便和不失一般性，假设条件权重 w_i 为 0 或 1。具有对应的条件权重 $w_i = 1$（1, …, n）的元素的所有排列对称群组用 S（Ln, w）表示。测量 Y 和 X_j 之间的关联，$j = 1$, …, m，通过下列线性统计形式表示：

$$T_j(Ln, w) = vec\{\sum_{i=1}^n w_i g_j(X_{ji}) h[Y_i,(Y_1, …, Y_n)] T\} \in Rpjq$$

其中 g_j: $X_j \to Rpj$ 是协变量 X_j 的非随机变换，可以使用 Xtrafo 参数指定转换（注意：此参数当前未在 partykit：：ctree 中实现，但可从 party：：ctree 获取）。影响函数 h: $Y \times Y^n \to Rq$ 取决于以置换对称方式的响应变量（Y_1, …, Y_n）。影响函数可以使用 ytrafo 参数指定。

T_j（Ln, w）在 H_0^j 下的分布取决于 Y 和 X_j 的联合分布，这在几乎所有实际情况下都是未知的。至少在零假设下，可以通过固定协变量和条件对所有可能的响应变量排列来处置这种依赖关系。这个原则称为置换测试的测试过程。在给定所有排列的情况下，响应的 $\sigma \in S$（Ln, w），T_j（Ln, w）的条件期望 $\mu j \in R^{p|q}$ 和协方差 $\sum_j \in R^{p|q \times p|q}$，推导如下：

$$\mu j = E\left[T_j\left(\text{Ln, }w\right) \mid S\left(\text{Ln, }w\right)\right] = \text{vec}\left\{\sum_{i=1}^n w_i g_j\left(X_{ji}\right) E\left[h \mid s\left(\text{Ln, }w\right)\right]^{\mathrm{T}}\right\} \sum_j$$

$$= V\left[T_j\left(\text{Ln, }w\right) \mid S\left(\text{Ln, }w\right)\right]$$

$$= \frac{w}{w_n - 1} V\left[h \mid S\left(\text{£n, }w\right)\right] \otimes \left[\sum_i w_i g_j\left(X_{ji}\right) \otimes w_i g_j\left(X_{ji}\right)^{\mathrm{T}}\right] - \frac{w}{w_n - 1} V\left[h \mid S\left(\text{£n, }w\right)\right] \otimes$$

$$\left[\sum_i w_i g_j\left(X_{ji}\right) \otimes \sum_i w_i g_j\left(X_{ji}\right)\right]^{\mathrm{T}}$$

其中 $w_i = \sum_{i=1}^n$，w_i 表示案例权重的总和，$\otimes$ 为克罗内克积，条件期望的影响函数是 $E\left[h \mid s\left(\text{Ln, }w\right)\right] = w^{-1} \sum_i w_i h\left[Y_i, \left(Y_1, \cdots, Y_n\right)\right] Rq$。

对应的 $q \times q$ 协方差矩阵为：

$$V\{h \mid s\left(\text{Ln, }w\right) = w^{-1} \sum_i w_i \left(h\left[Y_i, \left(Y_1, \cdots, Y_n\right)\right] - E\left[h \mid s\left(\text{Ln, }w\right)\right]\right\}$$

$$\left\{h\left[Y_i, \left(Y_1, \cdots, Y_n\right)\right] - E\left[h \mid s\left(\text{Ln, }w\right)\right]\right\}^{\mathrm{T}}$$

具有条件期望和协方差，将标准化形式的线性统计量 $T \in Rpq$ 用于 $p \in \{p_1, \cdots, p_m\}$，单变量检验统计 c 将观察到的多变量线性统计 $t \in Rpq$ 映射到实线，可以是任意形式。标准化线性统计的绝对值的最大值。

$$c_{\max}\left(t, \mu, \Sigma\right) = \max_{k=1, \cdots pq} \left|\frac{\left(t-\mu\right)k}{\sqrt{\left(\Sigma\right)kk}}\right|$$

利用条件期望 μ 和协方差矩阵 Σ，应用二次形式 $c_{\text{quad}}\left(t, \mu, \Sigma\right) = \left(t-\mu\right) \Sigma^{+} \left(t-\mu\right)^{\mathrm{T}}$ 是一个替代方案。

可以通过 *ctree_control* 函数指定要使用的测试统计信息的类型。例如：

> *ctree_control*（*teststat* = "*max*"）

uses $c_{\max}$ and

> *ctree_control*（*teststat* = "*quad*"）

takes cquad（the default）.

决策树的优点主要表现在：①用树将数据的内涵可视化，更易于理解和解释。②仅需要少量数据准备。其他技术通常需要数据标准化，先创建虚拟变量并删除空白值。使用树（即预测数据）的成本在用于训练树的数据点在数量上是对数的。③能够处理数字和分类数据。其他技术通常专门用于分析只有一种类型的变量的数据集。决策树能够处理多输出问题。对不同的数据选用不同的模型，主要有白盒模型和黑箱模型。使用白盒模型时，如果给定的情况在模型中是可观察的，则对该条件的解释容易通过布尔逻辑来解释；相比之下，在黑箱模型（例如在人工神经网络中）中，结果可能更难以解释。④可以使用统计测试验证模型，这需考虑模型的可靠性。即使其假设被生成数据的真实模型有些不一致，其性能也很好。

决策树的缺点包括：①传统算法可能会创建不能很好推广、过度复杂的树，即过度拟合；但是 ctree 能较好解决过度拟合问题。②决策树可能不稳定，因为数据中的小变化可能导致生成完全不同的树。但这个问题可以通过使用集合内的决策树来减轻。

4.3.5 医疗大数据的局限性

大数据的整体性、混杂性和相关性特点给人们带来了思维变革，显示出较多的优越性，但这并不是说有了大数据及其先进的分析方法后就不需要小数据及传统的调研和分析方法，因为大数据也有其固有的局限性，主要表现在以下几个方面。

（1）数据噪声。在这海量的数据中，并不是所有的数据都是有用的，很多时候只有其中的一部分有用。随着数据量的不断增加，无意义的冗余、垃圾数据也会越来越多，而且其增长的速度比数据信息更快。这样一来，人们寻求的重要数据信息或客观真理往往会被庞大数据所带来的噪声所淹没，甚至被引入歧途和陷阱，以致于得出错误的结论。因此，如何正确处理大数据噪声，从中获得有用的数据，极为重要。

（2）广度与深度问题。虽然大数据量很大，但是有的大数据包含的信息很有限，主要体现在信息广度或深度方面的局限性，如电信运营商由于把控着数据管道，从而可以较全面地掌握用户的上网信息，包括上网时间、上网频率、上网终端、访问网站、浏览内容等。虽有着较好的信息广度，但其掌握的信息深度却不够。运营商可以清楚地知道用户在什么时间、什么地点、以什么终端及什么网络访问了京东、亚马逊、天猫等电商，浏览了何种商品，停留了多长时间等，但却不能掌握用户是否在某电商平台上购买了商品、购买了何种商品、参与了什么促销活动、以什么方式付款、支付了多少款额、购买商品的原因、目的是什么、使用消费后有何意见和建议等。在这样的情况下，需要做传统的抽样调查才能更深入了解顾客的这些信息。

（3）时效性问题。任何数据都位于一个连续的时间轴上，都有其时间属性，即数据年龄。大数据时代，信息更新速度非常快，从应用的角度来看，大数据的时效性往往相当短。因此，要充分发挥大数据的价值，需要在时效性做好把握。

（4）解释性。大数据记录的是事物发展的流水过程，大数据的相关性强调的是相关关系而不是因果关系，也就是说通过大数据可以了解是什么或未来会发生什么，而不能说明为什么和事情发生的内在原因是什么。这是大数据最主要的局限性。在整个流水过程中，应根据需要在不同的时间点或不同的专题设计调查方案进行传统的抽样调查，才能更深入、更准确地解释事物间的因果关系。把传统方法与大数据方法有机结合，才能深度掌握事物发展的总体规律及具体特性。

因此，在大数据时代仍然离不开小数据及传统调查和统计方法。必要时，要将这两种方法有机结合，充分发挥两种方法的优越性，深入分析并解决社会问题。

4.3.6 疾病经济负担的传统调查方法与大数据方法比较

无论是采用传统方法还是大数据方法，指导理论都是疾病经济负担理论。两种方法的主要区别表现在研究设计、数据收集、数据处理和数据分析方面，其中最根本的区别为传统方法是抽样性，而大数据是全体性。

4.3.6.1 研究设计

4.3.6.1.1 传统方法

传统方法基于流行病学调查进行实证研究，强调在理论的前提下建立假设，收集数据，证伪理论的适用性，采用随机抽样的定量调查问卷获取数据，验证假设。这是一种自上而下的决策和思维过程。目前患病率法是使用最广泛的方法，它可以评价一年内某一种疾病或某一类疾病的所有患者所造成的直接或间接经济负担。发病率法是基于人群发病率对疾病经济负担进行估算，包括评价某一年内新发病例终生直接和间接经济负担，也就是说不仅要评估新发病例第一年内的直接经济负担，而且对其未来的经济负担也要进行估算，直至患者死亡。发病率法用得较少，只在几个小型的研究中运用。患病率法和发病率法都有可能高估疾病经济负担。因为患病或发病不等于就医，患病或发病后是否利用医疗卫生服务，也会对结果产生偏倚。如果不就医不吃药，则不会对患者和家庭造成直接经济损失。这种情况下，如果按传统抽样方法获得患病率或发病率以估算人群疾病经济负担，就可能会出现高估现象。

同时，在设计研究时需要考虑人力、物力、财力及时间的大量投入。（1）人力资源投入。因为传统的方法需要开展流行病学调查，因此会涉及的人员主要有临床专家、医院管理专家、卫生行政管理专家、流行病学教育专家、调查人员及受调查人员等。设计调查表时需要咨询相关专家以确保调查表的科学性及先进性，还需要调查人员去实地开展调查以及受调查者的积极配合。（2）物资投入：培训资料的选择、印刷，培训场地的选择、安排，调查人员的交通工具等。（3）资金投入：培训老师、开展调查人员的劳务费、培训人员及调查人员的食宿费、场地费、资料费、交通费、专家咨询费等。（4）时间投入。课题设计人员需要花大量时间进行课题设计，如调查人员的选择与协调、培训资料的撰写与复印、培训场地的选择与落实、调查机构的选择与落实等；每一个调查人员进行实地调查也要投入大量的时间；受调查人员配合调查也需要大量时间；调查结果的整理同样费时费力。因此，整个研究时间较长。

4.3.6.1.2 大数据方法

相比之下，大数据方法在设计上不考虑进行流行病调查，而是通过选取一个区域所有疾病或某种疾病的所有患者，基于这些相关数据进行研究，发现知识，预知未来，为探索疾病经济负担的现状和变化规律提供了条件。这种预见性是一种自下而上的知识发现过程，是在没有理论假设的前提下去预知疾病经济负担中的各种相关性和规律。

同时，大数据方法在研究设计方面相对比较简单，需要投入的人力、物力、财力及时间也较少。根据研究目的，确定符合要求的大数据来源，选择合适的数据统计分析方法，回答并解决目标问题。此外，大数据分析法可以为医疗卫生行业带来革新，提高运营效率，预测疾病流行情况并制定应对计划，改善临床试验监测质量，优化医疗卫生费用配置和使用。

4.3.6.2　数据收集

4.3.6.2.1　传统方法

传统方法采用抽样法进行数据收集。根据研究目的和范围，可以按地点、机构及人员进行分层抽样或随机抽样开展流行病学调查，由接受过专业培训的调查人员到实地对受调查者进行疾病经济负担研究调查。根据研究者所设计的调查问卷形式，收集到的数据可能是结构化数据，也可能是非结构化数据。因此，采用传统方法收集数据可能会受到多方面的影响。首先是问卷设计的合理性和科学性；其次是调查人员在调查时的态度、语气、方式方法等，这些都可能影响数据收集的质量和效果；最后是受调查者的配合程度，这也会影响数据收集的质量。

4.3.6.2.2　大数据方法

大数据方法则通过某个区域的临床电子病历数据或医疗管理数据（如病案首页数据或医保数据）进行分析，不进行抽样而对全体数据进行研究。病案首页数据直接从国家卫计委处获取，医保数据从当地医疗保险机构获取，这些数据中包括患者治疗费用总额及明细。但是，病案首页数据是为了医疗卫生管理而收集的数据，存在数据不够全面、一些重要的病因学相关变量没有收集等问题。因此，采用类似的大数据进行研究，不可避免地受到这些局限性影响。这些管理数据捕捉到了住院患者的相关信息，包括费用、人口学特征、临床结果变量，这些观察变量尽管对评估变量间相关性很有用，但是不适合作因果关系推论。病案首页数据是卫生行政部门收集的数据，研究人员对数据质量进行控制比较困难，如有些变量的数据缺失比较多，或者各医院疾病编码可能有误。因此，研究人员在分析过程中需要使用统计方法进行数据质量控制。

4.3.6.3　数据处理

4.3.6.3.1　传统方法

非结构化数据的处理。由于传统方法采取抽样实地调查收集数据，可能采用受调查者口头回答或书面回答方式，数据可能是结构化数据，也可能是非结构化数据，因此，需要把非结构化数据转换为结构化数据才能进行统计分析。

数据质量控制。受调查者可能会漏答，因此会产生数据缺失的情况，需要采取有效方法处理这些缺失数据。所收集的数据在很大程度上受到受调查者主观因素影响，主要靠他们回忆治疗过程中产生的有关费用，可能记忆不清，也可能有意填报偏高或偏低费用。同时，调查者本身的素质也可能会影响数据的质量。比如，可能对研究目的、调查问卷每一个问题内涵的把握不到位，同一个研究有多个调查者时会出现提问方式不统一的情况，所获取的信息在质量上也受影响。但是针对类似这样的数据质量问题，除了调查前加强培训提高调查者素质，对调查后数据质量的评估和控制也需要加强。

4.3.6.3.2　大数据方法

由于病案首页是国家卫计委设计的，各地按国家卫计委要求进行统一填报，直接从 HIS 系统中导出数据，传送给地方卫计委和国家卫计委；因此，数据大多为格式化、结构化数据，只需把部分非结构化数据进行统一编码，转换为结构化数据即可。在数据质量控制方面也相对简单，根据研究者选择的数据分析软件所要求的数据格式，再进行数据整理。如 R 语言包可以用 CSV 格式导入，也可以用 R 语言专门的数据格式。

4.3.6.4　数据分析

4.3.6.4.1　传统方法

传统疾病经济负担研究通常采用传统的统计分析方法，这是一种自上而下的实证研究方法论。往往依托数理统计的大概率原理，描述抽样理论下样本最终服从中心极限定理的正态分布理论，强调描述性统计学和推断统计学。传统方法基于流行病学调查进行实证研究，强调在理论的前提下建立假设，收集数据，证伪理论的适用性，采用随机抽样的定量调查问卷获取数据，验证假设。这是一种自上而下的决策和思维过程。所选择的数据分析工具一般是 SPSS、Excel 等，分析方法也相对简单，主要是简单回归分析等。

4.3.6.4.2　大数据方法

传统的统计和计量经济学技术（如回归）通常运行良好，但是大数据集存在独特的问题。这些问题可能回归往往很好，但是大数据集可能需要不同的工具进行处理。

第一，所涉及的数据的绝对大小可能需要更强大的数据操纵工具。第二，可能有更多的潜在预测因素比较适合估计，因此需要做一些类型的变量选择。第三，大数据集可以允许更多的虚拟数据集，构建各种高级统计分析模型，并采用数据挖掘技术进行深入分析，能比简单的线性模型更灵活地分析数据内涵。诸如决策树、支持向量机、神经网络、深度学习等机器学习技术可以更有效地模拟神经网络，以分析更为复杂的关系。

因此，大数据时代仍然离不开小数据及传统调查和统计方法。必要时，要将这两种方法有机结合，充分发挥两种方法的优越性，从而深入分析医疗费用及疾病经济负担研究中的各种现象和问题，为政府相关部门、医院及人民群众提供科学参考和依据。

第2章
广西心血管疾病住院患者直接经济负担研究

1 资料来源

本研究回顾性收集了 2013 年 1 月 1 日至 2016 年 5 月 31 日广西二级、三级医院心血管疾病住院患者病案首页 842 229 份（均由广西卫计委信息中心提供），按相关剔除标准处理后，最终使用 760 000 份心血管疾病住院患者病案首页进行患者住院直接经济负担研究。根据国家卫计委的要求，所有公立医院需按规定格式定期上传病案首页到指定平台。广西卫计委于 2013 年正式建立区内平台并要求三级医院定期上传病案首页，2015 年正式要求二级医院定期上传病案首页。虽然对一级医院没有强制性要求，但是不少一级医院也自愿从 2013 年起上传病案首页到广西卫计委指定平台。广西所采用的病案首页数据格式是按国家卫计委的相关要求设计的，主要包括患者的人口学信息、支付方式、住院和出院日期、其他住院和出院相关信息等。医院按要求从其 HIS 导出所有住院患者的病案首页数据，并定期上传给广西卫计委。

2 研究方法

2.1 数据质量控制

2.1.1 数据真实性

病案首页上除了有初次诊断和主要诊断，还有 15 个副诊断。本研究主要是通过病案首页上的初次诊断和主要诊断来确定心血管疾病患者并提取信息。在国家卫计委指导下，广西卫计委要求所有医院使用疾病国际分类标准第十版（ICD-10）进行诊断编码。本研究取初次诊断和主要诊断前三位编码为 I00 ～ I99 的所有数据，从广西卫计委病案首页数据库提取 2013 年 1 月至 2016 年 5 月的患者信息，共获得 842 229 条数据；剔除研究期限内住院患者低于 100 例的医院后，将 141 所医院的 760 000 条数据纳入研究。这 141 所医院包括了广西有能力接收心血管疾病住院患者的医院，较有代表性。

2.1.2 数据缺失

本研究所用数据直接来自广西卫计委收集的医疗管理大数据，各医院先从电子病历提取信息，再从各自信息系统导出数据，因此数据缺失较少，缺失数据主要包括"性别"1 项、"初次诊断"452 项、"民族"1 586 项、"入院方式"77 项及"离院方式"467 项。在分析数据时，本研究已将这些缺失项数据排除。

2.2 研究结果变量

2.2.1 总住院费用

从病案首页提取每次总住院费用，取平均数即 CPS，再用平均住院日除以 CPS，便得到 CPD。CPS 和 CPD 都是衡量住院费用的重要变量，然而在衡量手术患者住院费用时，CPS 比 CPD 更重要。由于 CPS 和 CPD 靠右边分布偏斜，因此通过具有移位 1 的对数变换来调整，即分别用 log（CPS ＋ 1）和 log（CPD ＋ 1）表示。

2.2.2 住院费用的结构

除了总住院费用，病案首页还记录了住院患者每项费用的详细情况，包括医疗服务费（如床位费、检查费、咨询费等）、护理费（主要是各个级别的护理服务费）、检查费（如影像检查费、实验室检查费等）、药费、操作费用（如注射费、换药费），这些细分项目费用便于分析住院费用的结构及其趋势。

2.2.3 平均住院日

住院日的定义是入院日期与出院（包括死亡或转院）日期之差，从数字统计上来说，则是出院日期减入院日期，如果入院后当天出院，则住院日为 1 天。

2.2.4 支付方式

本研究所涉及医院均为公立医院。当地政府财政对公立医院的部分基础设施建设和离退休人员工资给予补助，其日常运营开支均从医疗服务业务收入中支出。病案首页里记录了每次住院的医疗费用支付方式情况。支付方式的不同，有可能影响 CPS 和 CPD。从病案首页记录中可以看到，有 11 种不同的医疗费用支付方式，目前几乎所有农民都参加了新农合。没有固定工作的城市居民参加城镇居民基本医疗保险（以下简称"居民医保"），职工参加城市职工基本医疗保险（以下简称"职工医保"）。而目前公费医疗基本上只有离休老干部能享受，即 1949 年前参加工作的人员。对于那些特别贫困的人们，政府提供医疗救助，以减轻其疾病经济负担。仍有一部分人没有参加任何医疗保险，但又没达到医疗救助要求，医疗费用只能自己支付，称自费。商业医疗保险是基本医疗保险的补充，近年来，参保人数逐渐增多。

2.2.5 职业

大多数中国人都喜欢固定工作，且不少人一辈子都从事同一种工作，因此职业是一个人的重要特征。如公务员往往被视为"铁饭碗"，因其特有的社会、经济地位而被人们所青睐。因此，职业也是影响患者住院费用的一大因素。

2.3　数据统计分析

2.3.1　GAM 和 GLM 模型

总结所研究的医院和患者的基本特征，并分析频数和百分比，使用 GAM 描述 2013—2016 年心血管疾病患者 CPS 和 CPD 时间变化趋势。GAM 模型可以捕捉结果变量随时间变化的趋势。具体表达式为：

$$CPS_i(t_i) = s(t_i) + \varepsilon_i$$

这里的 $CPS_i(t_i)$ 表示在时间 t_i 的第 i 次住院的住院费用；$s(t_i)$ 为时间 t 的非参数方程，是随机变量。本研究的主要目的是估计 CPS 的时间趋势，因此调整其他协变量。同样的，CPD 和平均住院日也使用类似的模型。

为了更好地分析评估潜在影响因素，本研究在对 141 个医院及其在所研究的 4 年时间内的异质性进行调整后，使用 GLM 分析潜在影响因素及其与结果的关系。也就是说，本研究使用 141 个指标变量分别对应 141 所医院，4 个指标变量分别对应 4 个年度，再把这些变量代到相关的回归分析模型里，从而分析不同医院不同年度的异质性。具体表达式为：

$$CPS_i = \beta' x_i + \sum_{j=1}^{141} a_j I_j(H_i) + \sum_{k=2013}^{2016} \gamma_k I_k(C_i) + \varepsilon_i$$

$\sum_{j=1}^{141} a_j I_j(H_i)$ 是医院间异质性建模指标的线性组合，$\sum_{k=2013}^{2016} \gamma_k I_k(C_i)$ 是不同年度异质性建模指标的线性组合，$\beta' x_i$ 包括了感兴趣的协变量的回归分量。

而对潜在影响因素的分析评估，则采用 GLM 衡量结果与潜在相关因素的关系，并对 141 个医院及其在所研究的 4 年时间内的异质性进行调整。

2.3.2　决策树模型

为了更清晰地反映数据内涵，本研究从心血管疾病数据（I00 ~ I99）中抽取脑梗死（I63）的住院患者信息进行决策树分析，共提取 204 394 人次，采用 R 函数进行决策分析。使用基于监督学习树算法的条件模型，以便可视化层次数据并进行分区，并检测底层结构和最大影响变量对 CPS 和 CPD 的影响。CPS 或 CPD 作为响应变量，把医院等级、年龄、性别、民族、职业、支付方式、入院方式及离院方式作为影响变量，使用二进制变量；对数转化 CPS 或 CPD 用于实现预测变量和结果的线性关系，没有对误差项或结果做出额外的分布假设。

传统决策树，如分类和回归树试图将数据区分为同构子集。因此，基于单个变量 $X_i = x_i$，将节点 A 拆分成两个析取子集 $A \cap \{X_i \leq c\}$ 和 $A \cap \{X_i\ c\}$。作为分裂标准，可以使用节点或熵的杂质。回归树的一个主要缺点是它们倾向于通过选择生成最大树的分裂变量来产生大决策树。为了控制树的大小，可以使用基于交叉验证的最小成本

复杂度修剪来检测最佳切割子树。为了克服回归树的缺点，本研究在第一步中使用非参数 ctree——一种基于嵌入在置换测试框架中的递归二进制分区算法。在此模型里，响应变量 Y 的分布被定义为以 k 个任意缩放的协变量 X 的集合并以 g 为条件的函数 $f[Y|g(X_1, \cdots, X_k)]$。

随机选择 n i.i.d 个观察值的学习样本 Ln，用于拟合树结构回归模型。使用表示每个节点的二分条件权重 w 的向量来创建分离子集 $w_{left}, i = w_i I(X_i \in A)$ 和 $w_{right}, i = w_i I(X_i \in A)$，其中 $I(\cdot)$ 作为指示符函数。差异测量函数表达式为：

$$T_j(Ln, w) = vec\{ \sum_{i=1}^{n} w_i g_j(X_{ji}) h[Y_i, (Y_1, \cdots, Y_n)] T \}$$

用此函数建立节点 A 所有可能子集的两样本统计量，其中 h（·）作为影响函数，vec 是 vec 运算符，（·）T 是转置。

于每个节点处，在预先指定 $\alpha = 0.05$ 的显著性水平上测试全局零假设 $H_0: f(Y|X_j) = f(Y)$。为了合并不同的缩放协变量，通过建立公式，把所有可能子集上的条件均值和条件方差的检验统计量最大化。如果被接受，树算法将被中断并且不再进行下一步的数据分割；否则，选择对 Y 具有最强影响的协变量 X_j 作为节点，并且在树的每个子集中测试零假设。这种方法能保证最佳大小的树生长。为了可视化固有结构，分别绘制了 CPS 和 CPD 决策树。

在第二步中，本研究使用了条件随机森林方面的集合方法。$n_{TREE} = 500$ 随机生成决策树，产生随机森林以提高本研究的预测价值并验证研究结果的性能。随机森林可以处理大的协变量列表以及复杂的交互结构。与 Breimann 基于 CART 提出的随机森林不同的是，本研究基于 ctree 实现了一个无偏倚的随机森林。基于无偏倚随机森林方差，一些重要的分数会被计算出来，提示某些协变量对于确定响应变量的重要性。一般来说，变量重要性可以衡量随机置换单个协变量前后的预测准确性和差异。使用 R 语言（3.3.0 版）中的软件包 party 和 rpart 进行分析。

R 语言已经成为公共领域常用的统计软件包。本研究所有统计分析均在 R 语言（3.3.0 版）环境下进行，包括制作表格、画图及回归分析等。

3　结果

3.1　研究对象一般情况

3.1.1　研究医院

经对研究期限内住院量少于 100 例的医院进行筛除，只有 141 所医院（包括 39 所三级医院、91 所二级医院、6 所一级医院和 7 所无级别医院）符合条件，本研究对这 141 所医院的数据进行研究。值得注意的是，其中有 2 所二级医院升级为三级医院，因此，这 2 所医院被计算了 2 次。

3.1.2　研究人群

表 2-1 描述了研究期限内 141 所医院的所有心血管疾病住院患者的基本特征。共有 760 000 人次住院，其中 329 496 人次来自三级医院，416 215 人次来自二级医院，2 782 人次来自一级医院和 11 507 人次来自无级别医院。本研究的取样单位是"住院"而非"患者"，因此可能存在一个患者出现多次住院的情况，但是从病案首页很难区分出来，因为并不是所有医院都能实现患者住院号的唯一。

所有住院患者中，女性占 43.9%，男性占 56.1%。从患者年龄分布情况看，超过一半住院患者为老年患者（60 岁及以上），占 69.1%；有 2.6% 为 0 ～＜ 18 岁的患者。绝大部分患者为已婚（87.1%）。从民族分布情况看，汉族占 76.2%，壮族为 21.6%，其他民族为 2.2%。从不同医院类型看患者民族分布，二级甲等医院汉族与壮族患者占比分别为 66.3% 和 29.2%，三级甲等医院汉族与壮族患者占比分别为 87.9% 和 10.4%，很明显壮族患者选择二级医院住院超过三级医院，而汉族患者选择在三级医院住院多于二级医院。从住院年份看，大部分患者分布在 2014 年和 2015 年（分别为 41.8% 和 41.0%）。从病种来看，住院量最多的是脑梗死（I63），占 26.89%；其次是冠心病（I25），占 22.47%；最后是高血压（I10），占 15.39%。

表 2-1　患者及医院特征表

医院等级	一级	二级			三级			未定级	平均占比
医院等次		甲	乙	未知	甲	乙	未知		
样本量（人次）	2 782	398 924	13 322	3 969	275 976	23 643	29 877	11 507	
性别									
女	48.5%	42.8%	43.4%	46.1%	40.5%	42.4%	43.6%	43.0%	43.9%
男	51.5%	57.2%	56.6%	53.9%	59.5%	57.6%	56.4%	57.0%	56.1%
年龄（岁）									
0 ～＜ 18	8.4%	2.5%	2.1%	0.6%	1.5%	0.9%	1.2%	4.7%	2.6%
18 ～＜ 40	4.6%	4.5%	4.8%	5.0%	5.6%	4.4%	6.1%	7.2%	4.8%
40 ～＜ 50	6.4%	8.2%	8.1%	8.1%	9.6%	8.6%	9.4%	8.6%	8.0%
50 ～＜ 60	11.8%	15.9%	13.8%	15.4%	18.6%	17.3%	18.4%	14.2%	15.4%
60 ～＜ 70	21.1%	25.4%	25.1%	25.0%	26.3%	27.3%	26.5%	23.5%	25.4%
70 ～＜ 80	28.1%	28.1%	30.2%	28.4%	24.2%	25.8%	25.1%	26.3%	27.4%
≥ 80	19.6%	15.4%	15.9%	17.5%	14.2%	15.6%	13.3%	15.5%	16.3%
婚姻状况									
已婚	73.6%	82.3%	83.5%	90.7%	87.5%	91.3%	90.7%	85.9%	87.1%
单身	9.6%	8.5%	4.6%	3.9%	3.6%	3.2%	3.0%	8.8%	5.1%
其他	16.9%	9.2%	11.8%	5.4%	9.0%	5.5%	6.3%	5.3%	7.7%
民族									
汉族	83.4%	66.3%	31.4%	69.6%	87.9%	98.3%	78.6%	69.9%	76.2%
壮族	15.1%	29.2%	63.0%	27.4%	10.4%	1.1%	20.7%	27.5%	21.6%

续表

医院等级	一级	二级			三级			未定级	平均占比
医院等次		甲	乙	未知	甲	乙	未知		
其他	1.5%	4.5%	5.6%	3.0%	1.7%	0.5%	0.8%	2.6%	2.2%
住院年份									
2013	12.8%	14.4%	15.1%	7.6%	14.4%	14.6%	13.6%	8.9%	14.3%
2014	32.6%	40.0%	36.7%	43.4%	37.7%	51.0%	36.4%	40.8%	41.8%
2015	54.2%	41.5%	42.9%	48.6%	41.8%	34.2%	40.6%	49.9%	41.0%
2016（到 5 月 31 日止）	0.4%	4.1%	5.3%	0.3%	6.0%	0.2%	9.5%	0.4%	2.9%

3.2 基于 GAM 模型的心血管疾病住院患者直接经济负担时间变化趋势及其构成

3.2.1 住院费用时间变化趋势

图 2-1 显示了 CPS 2013—2016 年时间变化趋势，左侧 y 轴显示 CPS 的值。与以往文献报道不同，由于广西消费物价指数在本研究期限内保持较稳定，因此本研究在分析过程中没有对 CPS 和 CPD 进行物价消费指数调整。从图 2-1 可看出，CPS 在 2013 年上半年呈显著下降趋势，从年初的 1 155 美元下降到年中的 990 美元，随后逐步上升到 1 040 美元。CPS 在 2015 年年中又开始出现下降趋势。由于 2013 年提交病案首页的医院以三级医院居多，而三级医院的 CPS 理应比二级医院高，因此把二级医院、三级医院的住院费用分别进行分层分析（由于一级医院较少，因此没有进行分层分析）。研究结果表明，二级、三级医院的 CPS 在 2013 上半年都出现急剧下降（图 2-2）。三级医院 CPS 从 2013 年初的 1 750 美元降至年中的 1 300 美元，再增至 2014 年上旬的 1 650 美元，然后降至下旬的 1 500 美元，又增至 2015 年的 1 750 美元，再降至 2016 年初的 1 300 美

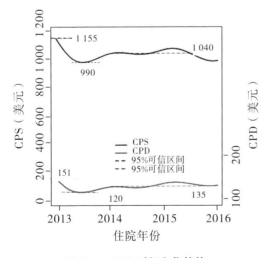

图 2-1　CPS 时间变化趋势

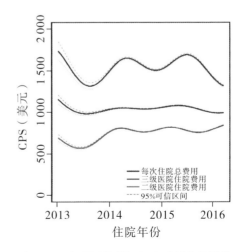

图 2-2　不同等级医院 CPS 时间变化趋势

元。与三级医院相似，二级医院 CPS 从 2013 年初的 700 美元降至中旬的 550 美元，然后增至 2014 年初的 800 美元左右，后保持相对稳定。因为总体趋势有可比性，所以本研究还是把所有医院的住院费用放在一起进行分析。

图 2-1 还描述了 CPD 的时间变化趋势，右侧 y 轴显示 CPD 的值。与 CPS 相似，CPD 在 2013 年上半年从年初的 151 美元降至年中的 120 美元，经过稍微反弹后，CPD 保持相对稳定，约为 135 美元。

3.2.2 住院费用结构

图 2-3 显示了住院费用的主要构成情况。将住院费用按服务费、操作费、护理费、检查费和药费五大类别进行分析，右侧 y 轴显示费用占比的值；药费是患者住院费用的主要构成部分，占 CPS 的三分之一以上，但是药费占比呈逐渐下降趋势，研究期限内从 41.6% 下降到 33.3%。住院费用第二个主要构成部分是检查费，约占 CPS 的 31%，且整个研究期限内保持较稳定。2016 年初药费和检查费约各占 CPS 的三分之一，相比较而言，护理费、服务费和操作费占比相当小，分别为 1% ~ 2%、5% 和 6%。图 2-3 分析的费用没有包括手术费（这些费用将在外科患者住院费用分析中进行描述）。此外，数据显示 2013—2016 年心血管疾病的 CPS 为 11 259 元，其中自付费用为 3 547 元，占 31.5%。

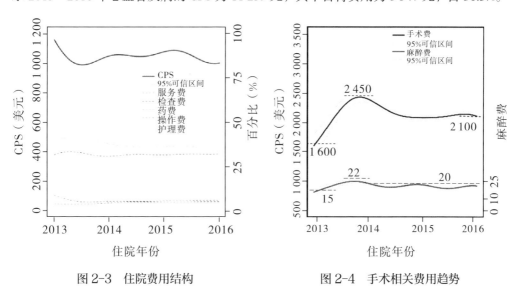

图 2-3　住院费用结构　　　　　　　图 2-4　手术相关费用趋势

3.2.3 手术相关费用

在 760 000 人次住院患者中，183 546 人次为手术患者。图 2-4 显示住院患者手术相关费用，左侧 y 轴显示费用的值。由图 2-4 可见，2013—2014 年间外科患者次均住院手术相关费用增长很快，从 1 600 美元增长到 2 450 美元，随后稍微下降并保持相对稳定状态，约为 2 100 美元。相比之下，麻醉费略微增长，从 2013 年初的 15 美元增至

2013 年下旬的 22 美元。2014—2016 年间，麻醉费用较稳定，在 20 美元上下波动。

3.2.4 平均住院日

住院相关费用是住院患者直接经济负担分析最主要的指标，但是平均住院日也是重要指标之一，也是反映医院服务效率的一个主要指标。图 2-5 显示心血管疾病患者平均住院日变化趋势，95% 可信区间很窄，基本呈带状。由图 2-5 可见平均住院日由 2013 年的 8.2 天下降到 2016 年的 7.5 天。CPD 逐渐下降的趋势部分解释了 CPS 下降而 CPD 仍保持稳定的现象（图 2-5）。

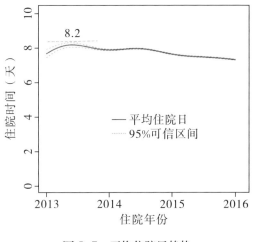

图 2-5　平均住院日趋势

3.3　基于 GLM 模型的心血管疾病住院患者直接经济负担影响因素分析

3.3.1　人口社会学因素与住院费用的关系

由于 CPS 和 CPD 是反映住院患者直接经济负担的两个重要因素，因此将 CPS 和 CPD 视为两个不同的结果变量，分别探讨其相关影响因素。

调整 141 所医院 4 年研究时间内的异质性后，所有分析均采用 GLM 估算回归系数。表 2-2 描述了回归系数、标准误差、Z- 评分和 P 值。把女性患者作为参照组，男性患者的 CPS 和 CPD 系数分别为 0.004 68 和 0.003 67，均明显大于 0（$P < 0.001$）。这些结果表明男性住院患者的 CPS 和 CPD 均高于女性住院患者。假设治疗一个女性住院患者的 CPS 为 999 美元，那么治疗一个男性住院患者的 CPS 计算公式为 $10^{0.004\,68+\log_{10}(999+1)} - 1 \approx 1\,009.8$。换句话说，治疗一个男性住院患者的 CPS 约为 1 010 美元，比女性住院患者多 11 美元。虽然平均差异不算大，但是因为样本量非常大，所以 P 值显著性很高。

考虑的第二因素是患者住院时的年龄。选择频数较高的年龄组 70 ～< 80 岁作为参照组，80 岁及以上患者的 CPS 与参照组类似，但是 60 ～< 70 岁组的明显高于参

照组（$P < 0.001$）。对于其他组较年轻的患者，其 CPS 相对较低。而 18 ～< 70 岁的患者 CPD 较高，对于特别年轻或年老的患者，CPD 会低一些。

关于婚姻状况，本研究把已婚作为参照组，单身组的 CPS 和 CPD 都比参照组低（$P < 0.001$），原因主要是单身组患者大都很年轻。其他类别，如离异患者与已婚患者 CPS 和 CPD 类似。

正如前文所描述，广西是拥有多个民族居住的少数民族自治区，尤其是壮族占整体人口很大部分，这是广西的一大特色。从 CPS 和 CPD 来看，除壮族患者的 CPS 外（$P = 0.0152$），少数民族与汉族并没有明显差异。虽然差异有显著性，但是 CPS 的绝对差异很小，计算公式为 $10^{0.000\,523+\log_{10}(999+1)} - 1 \approx 1\,000.21$，即假设汉族患者 CPS 为 999 美元时，壮族患者需多支付 1.21 美元。

表 2-2 CPS 和 CPD 影响因素分析

	CPS[①]				CPD			
	回归系数[②]	标准误差	Z- 评分	P 值[③]	回归系数	标准误差	Z- 评分	P 值
性别（女性为参照组）								
男	4.68E−02	9.72E−04	4.81E+01	<1.0E−99	3.67E−02	8.23E−04	4.46E+01	<1.0E−99
年龄（70 ～< 80 岁为参照组）								
0 ～< 18	−3.54E−01	3.78E−03	−9.35E+01	<1.0E−99	−2.01E−01	3.22E−03	−6.25E+01	<1.0E−99
18 ～< 40	−9.41E−02	2.36E−03	−3.98E+01	<1.0E−99	1.98E−02	2.01E−03	9.84E+00	7.46E−23
40 ～< 50	−2.16E−02	1.88E−03	−1.15E+01	1.18E−30	4.27E−02	1.60E−03	267E+01	<1.0E−99
50 ～< 60	−4.38E−03	1.50E−03	−2.92E+00	3.46E−03	3.38E−02	1.27E−03	2.65E+01	<1.0E−99
60 ～< 70	5.44E−03	1.33E−03	4.09E+00	4.36E−05	2.06E−02	1.13E−03	1.82E+01	3.40E−74
≥ 80	−6.52E−04	1.56E−03	−4.18E−01	6.76E−01	−5.68E−03	1.33E−03	−4.27E+00	1.93E−05
婚姻状况（已婚为参照组）								
单身	−1.35E−01	2.38E−03	−5.67E+01	<1.0E−99	−7.14E−02	2.02E−03	−3.53E+01	<1.0E−99
其他	1.24E−04	2.13E−03	5.83E−02	9.54E−01	−3.83E−03	1.81E−03	−2.12E+00	3.43E−02
民族（汉族为参照组）								
壮族	5.23E−03	2.15E−03	2.43E+00	1.52E−02	−1.23E−03	1.79E−03	−6.87E−01	4.92E−01
其他	6.60E−03	3.77E−03	1.75E+00	7.98E−02	1.47E−03	3.13E−03	4.69E−01	6.39E−01

注：①费用通过具有移位 1 的对数变换调整。②不同医院不同年度的异质性调整。③灰色部分为 P 值有显著性。

3.3.2 支付方式与住院费用的关系

在中国，职工医保是最常见、最成熟的医疗保险。把职工医保作为参照组，表 2-3 列举了各种保险组患者的频数及其 CPS 和 CPD 的差异。在所有保险中，新农合是最近十几年才发展起来的，目前几乎所有的农民都参加了新农合。研究样本中有 249 124 人次为新农合患者，其 CPD 明显高于参照组，而 CPS 明显低于参照组。城市居民医保患者以及自费患者的 CPS 和 CPD 也出现类似情况。

表 2-3　支付方式与 CPS 及 CPD 的关系分析

支付方式	频数	CPS[①]				CPD			
		回归系数[②]	标准误差	Z- 评分	P 值[③]	回归系数	标准误差	Z- 评分	P 值
职工医保（参照组）	152 113	3.17E+00	4.54E-03			2.27E+00	3.88E-03		
新农合	249 124	−1.09E-02	1.60E-03	−6.84E+00	7.75E-12	3.69E-02	1.36E-03	2.71E+01	2.27E-161
自费	69 033	−3.75E-02	2.10E-03	−1.79E+01	2.35E-71	5.84E-02	1.79E-03	3.26E+01	1.31E-232
居民医保	34 420	−1.86E-02	2.66E-03	−6.99E+00	2.66E-12	1.39E-02	2.27E-03	6.13E+00	8.68E-10
公费医疗	9 873	2.10E-02	4.80E-03	4.38E+00	1.17E-05	2.70E-02	4.10E-03	6.60E+00	4.13E-11
其他保险	3 888	5.86E-03	7.06E-03	8.29E-01	4.07E-01	2.59E-02	6.04E-03	4.29E+00	1.83E-05
贫困救助	344	3.37E-02	2.32E-02	1.45E+00	1.46E-01	2.40E-02	1.98E-02	1.21E+00	2.26E-01
商业医保	195	−6.91E-02	3.24E-02	−2.13E+00	3.31E-02	−3.44E-02	2.77E-02	−1.24E+00	2.15E-01
其他类型	113 608	−1.96E-02	3.55E-03	−5.53E-01	5.81E-01	2.47E-02	3.04E-03	8.14E+00	3.88E-16

注：①费用通过具有移位 1 的对数变换调整。②不同医院不同年度的异质性调整。③灰色部分为 P 值有显著性。

3.3.3　职业与住院费用的关系

把公务员作为参照组，评估其他职业患者 CPS 和 CPD 的高低情况。表 2-4 列出了 12 种职业患者的 CPS 和 CPD 与参照组的比较情况，其中住院量最多的是农民组，为 337 114 人次，占所有患者的 44.36%，其 CPS、CPD 均高于参照组（$P < 0.001$）。住院量第二多的是离退休人员组，CPS 较参照组高，而 CPD 较参照组低（$P < 0.001$）。

表 2-4　职业与 CPS 及 CPD 的关系分析

职业	频数	CPS[①]				CPD			
		回归系数[②]	标准误差	Z- 评分	P 值[③]	回归系数	标准误差	Z- 评分	P 值
公务员（参照组）	11 017	3.15E+00	5.86E-03			2.29E+00	4.97E-03		
农民	337 114	1.55E-02	4.38E-03	3.53E+00	4.11E-04	2.45E-02	3.71E-03	6.61E+00	3.85E-11
离退休人员	149 064	3.04E-02	4.45E-03	6.84E+00	8.07E-12	−2.38E-02	3.77E-03	−6.32E+00	2.65E-10
无业人员	25 411	−3.39E-02	5.15E-03	−6.59E+00	4.26E-11	−7.02E-03	4.36E-03	−1.61E+00	1.07E-01
工人	20 277	2.02E-02	5.37E-03	3.77E+00	1.61E-04	6.15E-03	4.55E-03	1.35E+00	1.76E-01
自由职业人员	19 475	−2.49E-02	5.69E-03	−4.38E+00	1.18E-05	1.63E-02	4.82E-03	3.37E+00	7.39E-04
职员	15 976	−1.77E-02	5.30E-03	−3.35E+00	8.13E-04	2.05E-03	4.49E-03	4.57E-01	6.48E-01

续表

职业	频数	CPS[①]				CPD			
		回归系数[②]	标准误差	Z-评分	P值[③]	回归系数	标准误差	Z-评分	P值
专业技术人员	6 172	7.93E-03	6.86E-03	1.16E+00	2.48E-01	2.33E-02	5.81E-03	4.01E+00	6.04E-05
个体经营者	5 531	-6.36E-03	7.08E-03	-8.99E-01	3.68E-01	3.10E-02	6.00E-03	5.17E+00	2.30E-07
学生	5 124	-2.65E-01	7.25E-03	-3.65E+01	3.39E-292	-1.22E-01	6.14E-03	-1.99E+01	7.68E-88
企业管理人员	876	-3.78E-02	1.48E-02	-2.56E+00	1.05E-02	-2.00E-02	1.25E-02	-1.60E+00	1.10E-01
现役军人	280	-1.21E-01	2.54E-02	-4.76E+00	1.96E-06	6.28E-03	2.15E-02	2.92E-01	7.71E-01
其他	162 539	-1.22E-02	4.43E-03	-2.76E+00	5.79E-03	4.63E-04	3.75E-03	1.23E-01	9.02E-01

注：①费用通过具有移位 1 的对数变换调整。②不同医院不同年度的异质性调整。③灰色部分为 P 值有显著性。

3.3.4　基于决策树模型的心血管疾病住院患者直接经济负担影响因素分析

本研究决策树模型分析表明，三级医院急诊入院职工医保死亡患者比非死亡患者住院费高（2 794 美元 vs 1 862 美元），急诊入院非职工医保汉族死亡患者比非死亡患者住院费用高（1 961 美元 vs 1 308 美元），非急诊入院少数民族农民患者住院费用比非农民患者低（1 782 美元 vs 2 022 美元）；二级医院职工医保患者住院费用比非职工医保患者高［931 美元 vs（771 ～ 888 美元）］。

三级医院 CPD 约为二级医院的 2 倍，二级医院和三级医院死亡患者 CPD 均大幅度高于非死亡患者，其中二级医院死亡患者 CPD 约为非死亡患者的 3 倍，三级医院约为 2 倍。三级医院职工医保患者 CPD 比非职工医保患者低大约 17 美元。从入院方式看，三级医院农民急诊入院患者 CPD 比非急诊入院患者高约 33 美元，非农民组急诊入院与非急诊入院无显著差异。二级医院急诊入院与非急诊入院患者 CPD 差异不明显。

决策树图详见笔者博士学位论文"基于大数据的住院患者直接医疗负担研究——以广西心血管病及肺癌为例"86 ～ 87 页。

4　讨论

本研究利用医疗管理大数据，即通过 2013—2016 年广西 141 所二级、三级医院 760 000 人次心血管疾病住院患者的病案首页研究患者住院直接经济负担。经文献查询比较得知，这是目前中国在此类疾病经济负担方面样本量最大的研究之一，研究人群来自欠发达少数民族地区。因此，研究结果及相关结论将对中国其他欠发达地区具有借鉴意义，对世界其他欠发达国家也有一定的参考价值。

4.1 研究人群特点

广西卫计委于 2013 年开始正式收集病案首页数据，大部分研究病历分布在 2014 年和 2015 年（分别为 41.8% 和 41.0%），2016 年的数据只包括 1—5 月的心血管疾病住院患者。广西 2013 年至 2016 年 5 月年度住院量分别为 334 961 人次、3 088 735 人次、2 810 225 人次、1 117 193 人次；而心血管疾病年度住院量分别为 120 120 人次、351 120 人次、336 000 人次及 243 600 人次，分别占年度总住院量的 35.86%、11.37%、11.96% 和 12.18%。中国 2013 年医院心血管疾病患者出院总量为 1 599.62 万人次，占同期出院总量的 12.47%。因广西于 2013 年开始正式收集病案首页，数据质量可能受到一定影响，导致 2013 年心血管疾病住院占比较高，而 2014—2016 年心血管疾病住院占比与中国的总体水平相当，三年来略有增长。2001—2009 年美国心衰住院患者年均下降 1%，急性心肌梗死住院患者在 1970—2010 年下降 29%，尤其是 2000—2010 年下降明显（32%）。在加拿大，2009—2010 年龄标准化急性心肌梗死住院率下降，男性住院率从 295.8/10 万降至 247.7/10 万，女性住院率从 152.1/10 万降至 128.8/10 万；年轻女性（≤ 55 岁）住院率上涨。荷兰 1998—2007 年年龄标准化的男性慢性心脏病住院率从 688/10 万降至 545/10 万，女性从 281/10 万降至 229/10 万，主要原因是发达国家采取了较有效的一级、二级预防措施。

研究表明，所有住院患者中女性（43.9%）少于男性（56.1%），与国内相关报道相似，但与美国相关报道相反［女性患者（53.2%）多于男性（46.8%）］。从患者年龄分布情况看，60 岁及以上患者占 69.1%，与国内（> 50 岁占 70%）、国外相关报道相似。如美国成人房颤住院患者中 65 岁及以上患者占 69.8%；而美国成人心衰住院患者中，65 岁以上患者占 74.4%。

鉴于中国目前住院床位较紧张，加床较频繁，建议完善养老院等老年服务设施建设，并在养老院中设置全科医生；医保可以考虑报销与医疗相关的项目，以此缓解医院压力、合理利用医院稀缺资源、降低医疗负担。同时也方便老年人，当其患上一些较轻微的疾病时不需要往返医院就医，避免各种路途中的意外发生。

此外，一些发达国家经验表明，积极的一级、二级预防措施极其重要并取得了明显成效。在中国当前仍以治疗为主的医疗卫生方针政策下，如何做好心血管疾病等慢性病的预防、治疗、康复等系统的健康管理工作，需引起各级政府及相关部门和人员的高度重视。

4.2 医疗费用是否增长

4.2.1 纵向比较——患者住院直接经济负担得到有效控制

看病贵在中国已成为普遍接受和认可的观点。虽然最初是在一线城市凸显，但是随着大众媒体和社会媒体的宣传，看病贵这一观点已渗透到全中国，这无疑给政府和医疗卫生系统带来很大的压力，甚至会影响社会的稳定。而本研究发现，广西心血管疾病患者的 CPS 和 CPD 相对较稳定（图 2-1）。

从总体上来说，2013 年上半年广西心血管疾病患者的 CPS 和 CPD 呈明显下降趋势，随后便处于波动状态。2015 年年中，CPS 出现下降趋势，而 CPD 仍然保持稳定。心血管疾病患者住院直接经济负担出现此趋势，一方面，可能与政府采取的一些卫生政策有关。首先是中药价格政策的调整。2013 年初中国对 400 多种药物降价 15%，其中心血管相关药物有 16 种，常用药物如伏格列波糖胶囊从 33.69 元下降到 24.26 元，降幅达 28%；西尼地平胶囊从原来的 20.5 元下降到 12.26 元，降幅达 40%。其次是公立医院相关政策的改革。随着中国公立医院改革的启动和推进，广西于 2011 年起实施县级公立医院试点改革及药品零加成政策；2015 年县级公立医院改革实现全覆盖。再次是实施基本药物政策。广西从 2012 年起实施基本药物政策并于 2015 年进一步加大政策执行力度；二级医院治疗方面较三级医院单一，对药物的依赖更多，因此国家所采取这一系列与药物有关的控制医疗费用的政策对二级医院影响更大。最后是医保政策调整。医疗保险机构也采取了新的保险政策以控制医费用增长，主要是通过 CPS 和平均住院日进行限制，并结合临床路径和合理用药以及总额预算管理等政策。另一方面，CPS 每半年波动一次，也反映了医保每年年中给医院转款政策。为了使医院符合医保关于 CPS、CPD 的相关要求，医院被动地进行费用控制，因此出现转款前 CPS 大幅下降而过后又开始逐步上升的现象。

4.2.2　分类比较——三级医院住院费用大幅高于二级医院

三级医院住院费用约为二级医院的两倍。二级医院和三级医院的 CPS 在 2013 上半年急剧下降，且在接下来的时间内每半年都出现一次波动。三级医院住院费用大幅高于二级医院，主要原因是二级医院诊治能力普遍低于三级医院，如二级医院无法开展复杂的心脏手术，只能开展一些简单的手术及药物治疗；而三级医院则主要收治疑难杂症患者，能开展心脏搭桥、心血管介入及植入支架等复杂的心血管疾病相关手术，这些手术费用都相对较高。

4.2.3　手术相关费用得到有效控制

相对于 CPS 而言，手术相关费用在 2013—2014 年间呈快速增长势头，从 1 600 美元增长到 2 450 美元，增幅超过了 50%；随之下降到 2016 年的 2 100 美元。手术费用的增长主要与新技术和耗材的采用有关。虽然新技术及耗材在一定程度上会改善医疗服务质量，但是从患者角度而言，直接经济负担会增加，加深患者看病贵的感受。

4.2.4 国内比较，广西住院患者医疗费用较低

国内相关报道表明，北京市先天性心脏病患者 CPS 中位数为 25 408 元，CPD 中位数为 2 149 元。男性患者 CPS 为 26 064 元，高于女性患者（24 823 元）。CPS 中位数和 CPD 中位数随时间变化呈上升趋势，2012 年较 2007 年分别上升了 14.1% 和 38.1%。在 2009—2013 年间，广东地区 18 岁以上的心血管外科患者 CPS 为 86 839.89 元。

而本研究显示，广西心血管疾病患者 CPS 为 990 ~ 1 155 美元，即 5 940 ~ 6 930 元，CPD 为 120 ~ 151 美元，即 720 ~ 906 元。可见，广西心血管疾病患者住院直接经济负担低于北京、广东等地。一方面说明广西医疗费用得到有效控制，另一方面也说明广西与北京、广东等发达地区相比，医疗服务水平还存在一定差异。

4.2.5 国际比较，广西住院患者医疗费用较低

根据 2012 年美国医疗卫生费用及资源使用统计分析，心血管手术患者平均住院费用为 78 897 美元，血管重建手术住院费用为 149 480 美元，经皮介入住院费用为 70 027 美元。研究表明，因医院不同、手术难度不同，患者住院费用也不同。比如，美国学者通过对 27 所医院 12 718 台手术患者的住院费用进行分析，发现最低为二尖瓣修补术，中位费用为 25 499 美元；最高为 Norwood 手术，中位费用为 165 168 美元。对于 Norwood 手术，费用最高的医院的患者平均住院日为 50.8 天，重大并发症发生率为 50%；费用最低的医院患者平均住院日为 31.8 天，重大并发症发生率为 25.3%。同时发现，业务量大的医院复杂手术患者住院费用较低。2001—2010 年英国稳定型心绞痛患者的平均终生医疗费用为 62 210 英镑。发达国家心衰患者经济负担占总医疗卫生预算的 1% ~ 2%，其中住院费用占很大部分。

虽然本研究因数据深度问题，暂时不能对不同手术、不同治疗方案患者的住院费用进行分析，但是从总体上来说，广西心血管疾病患者 CPS 为 990 ~ 1 155 美元，CPD 为 120 ~ 151 美元，远低于发达国家医疗费用水平。一方面说明广西医疗费用得到有效控制，另一方面也说明广西与发达国家相比，医疗服务水平还存在差异。这也进一步表明广西加强国内外医疗学术交流及合作的重要性及必要性。

4.3 住院费用结构

患者住院涉及的医疗服务和人员很多，这是一个团队工程，包括医生、护士、检验技师、影像医生、药剂师及管理工作人员。本研究将住院费用分为服务费、护理费、检查费、药费、操作费 5 大部分。

4.3.1 透过药品及检查费占比看医疗费用控制

图 2-2 展示了各部分费用的占比和发展趋势。药费占比最大，与国内报道一致，但是在 2013—2016 年间呈下降趋势，从 41.6% 下降到 33.3%。这种下降趋势与国家医疗卫

生改革政策有关，如鼓励使用基本药物控制药费、整体医疗费用，县级公立医院及城市三级公立医院改革要求取消药品加成政策等，同时与目前医院提高含金量与运营效率有一定关系。检查费占比相对稳定，约为30%。

药费与检查费占总住院费用的60%～70%，是中国医疗服务体系的一大特色。因为医疗体系、计费体系以及付费方式不一样，比如在美国药房是独立于医院的，大多数医生也是独立于医院的，有些影像检查、实验室检查也是独立于医院的，医生租用医院的设施设备进行手术等特殊治疗，因此费用计算也就很不一样。目前尚未见美国住院费用构成情况的报道，但我国的住院费用构成无法直接与国外比较。笔者曾亲身体验过美国预约就诊，社区诊所医生预约就诊费（相当于中国的挂号费）一次为209美元，打一针手续费为23美元（当时打疫苗，该药品是免费的），拔一颗牙约200美元。可见美国医生服务费相当高。

4.3.2　透过服务相关费用占比分析医疗体系中存在的问题

第一，服务相关费用占比过低不利于调动工作及学习积极性。

在住院费用构成中，服务费主要体现医生服务技术和价值，而护理费则体现护士服务价值。但是从本研究结果来看，这两部分费用占比非常小，这也是中国医疗卫生服务体系的一大特色。医疗服务是高技术、高风险、高强度的服务，不仅医学生在本科学习时比其他专业学生多学习一年，而且医生这个职业更强调终生学习和研究（众所周知的医务人员定期"三基"考核及技术考核便是例证）。因为随着社会发展、疾病流行病学的变化，医学也在不断发展，即使是同一种疾病不同的个体，其治疗方案也会有所不同。因此，要求医生要不断地学习、研究和提高个人及团队的医学技术和服务水平。

随着社会和医学的发展及人们生活水平的提高，患者对护理服务的要求也不断提高。据了解，医疗服务价格和护理服务价格多年未变，且医疗及护理服务费在住院费中占比甚微，不能很好地体现医生和护理人员的高技术含量和高劳动强度服务价值。

近年来因薪酬机制和工作压力而导致的医护人员流失问题已被多次报道。同时，中国近年来优秀毕业生报考医学院校的积极性也不高，较多选择其他专业，而在发达国家，较多优秀毕业生选择报考医学院校。因此适当的激励机制是必要的，从而真正体现医务人员的工作价值，有利于激发医务人员的工作热情，对于鼓励学生报考医学院校也能起到正面的引导作用。

第二，相关政策调整效果不明显。

相关部门已意识到医务人员服务费偏低的问题，也在公立医院改革中提出相应要求。值得注意的是，不管是县级公立医院改革还是城市公立医院改革，都要求取消药品加成、调整并提高医务人员服务费，如提高挂号费。在城市三级公立医院，获批5年以上的主任医师挂号费从原来的8元提高到了30元，其他级别的医师挂号费均有相应提高。笔者在广西部分公立医院改革试点单位调研了解到，由于挂号费的提高，试点改革医院门急诊量和门急诊收入大幅下降；同时，由于取消药品加成造成医院收入降低，但政府财政补偿款不能及时或补偿不到位（2013 年广西各改革县财政平均补偿到位率为68%，最低的县为 17%），这在一定程度上挫伤了医院和医务人员的工作积极性并影响其对公立医院改革的认可度。

广西从 2011 年起试点实施县级公立医院改革，2015 年全面实施县级公立医院改革，2015 年部分城市实施城市公立医院改革，所改革的医院都按要求取消药品加成并适当调整和提高医务服务价格。但是从研究结果来看，服务费和护理费占比保持多年不变，说明医疗卫生改革进行的医疗服务价格调整政策的效果以及未来改革方向值得进一步研究。

第三，费用构成体现医疗成本核算问题。

从另一个角度看，住院费用构成比不合理也反映了中国医疗体系成本计算与核算方面的问题。如何科学合理计算医疗成本，通过成本核算促使医院和医生提高医疗服务效率、节约医疗成本、降低疾病经济负担是国际上研究的一个重要课题。哈佛大学教授在美国及德国有关医院进行试点研究，结果表明通过科学设计成本计算与核算可以促进医院及医生节约资源使用、提高医疗服务效率并降低成本及医疗负担。

4.4 影响 CPS 和 CPD 的相关因素

4.4.1 人口社会学因素

严格意义上说，CPS 和 CPD 由疾病诊断和相关治疗决定。而事实上，还有其他一些影响因素，识别这些影响因素有助于正确理解住院费用的性质并提高医疗服务效率。本研究发现，在广西 2013—2016 年心血管疾病住院患者中，男性多于女性，分别为 55.4% 和 44.6%，与中国早期报道相似，与英国报道相似但与美国报道相反。中国男性患者 CPS 和 CPD 均高于女性患者（$P < 0.001$）；英国男性慢性心衰的患病率为 6.4%，女性为 4.9%；美国女性心衰住院患者占 55.7%。广西男性心血管疾病住院占比高于女性，其中一个很重要的原因是广西男性吸烟及喝酒的比率明显高于女性；另一个可能的原因是，在广西，特别是在广大的农村地区，男性是家庭的主要劳动力，男性发病后可能更重视住院，女性发病后可能到就近的社区卫生服务中心或诊所看病，较少住院。

从本研究的分析结果来看，年龄是另一个影响 CPS 和 CPD 的重要因素。80 岁以上的住院患者占比相当少，80 岁以下患者分布情况与中国的其他研究结果相似，与美国相关报告也有可比性。80 岁以上的住院患者占比小，人口预期寿命也许是其中一个重要因素，也有可能与广西的一些文化习俗有关。如由于害怕在医院死亡而不能回到农村土葬，所以很多农村老年患者宁愿在家等着死亡的到来而不愿意到城市大医院治疗。关于

CPD，40 ～ < 70 岁住院患者 CPD 明显高于 70 ～ < 80 岁年龄组患者。治疗特别年轻或特别年老的患者 CPS 相对较低。值得一提的是，40 ～ < 60 岁年龄组患者 CPS 较低，原因可能是这个年龄段患者身体基本状况好，恢复快。

民族多样性是广西一大特色，并且广西是壮族人口聚集最多的地区。本研究显示，壮族住院患者占住院总量的 20.6%，低于其在广西人口 33% 的占比；大部分壮族患者选择在二级医院住院，其中有一所二级医院的壮族患者占 63%，这与壮族人口大多在县级以下管辖区域有关，比如柳江县 90% 为壮族人口。壮族人口多选择就近就医，这也在一定程度上说明 "大病不出县" 这一县级公立医院改革目标得到初步实现。同时，这也表明当地政府改善和提升县级公立医院医疗服务能力的必须性和重要性，需进一步改善少数民族看病就医的环境。相关部门在进行医疗卫生规划时，在条件许可的情况下，可以考虑在少数民族居住较集中的地区设置三级医院。

从研究结果看，壮族患者大多选择二级医院住院，且住院费用比汉族患者略高。在二级医院住院的壮族患者比在三级医院住院的汉族患者多支付约 10 元费用，是壮族患者病情更严重？二级医院是否为壮族患者提供了与三级医院类似价格和质量的服务？或者是二级医院存在治疗收费方面的问题？这是值得重视和进一步研究的问题。

4.4.2　支付方式

中国的医疗保险采取多元模式，每一种保险覆盖的人群、保险费用、保险额度、起付线、报销比例等都不一样。基本医疗保险主要有新农合、居民医保、职工医保三种。与职工医保相比，居民医保和新农合的 CPS 较低、CPD 较高，主要原因是居民医保和新农合这两种保险基金支付能力较职工医保低，因而有意控制 CPS 和平均住院日。在目前基本上属于自收自支的医疗体系下，医院和医生为了自身的利益，会想办法提高 CPD，以获得更多的收益。这一定程度上说明不同医疗保险支付下的患者间存在医疗公平和可及性问题。

商业医疗保险患者 CPS、CPD 都低于参照组。在西方发达国家，商业医疗保险大多是富人参加的保险，所以患者医疗费用相对于政府主导的保险患者会高得多。中国商业医疗保险患者住院费用低，可能是因为中国的商业医疗保险起步较晚，支付能力相对较低。当商业医疗保险在中国日益成熟之时，将会有越来越多的人购买商业医疗保险，以作为政府主办的基本医疗保险的补充。与国内其他报道类似，公费医疗的 CPS 和 CPD 较职工医保高。自费患者的 CPS 低但 CPD 高，原因可能是通过缩短住院日控制 CPS，因而 CPD 会相对增加。因此，支付方式是影响心血管疾病患者住院直接经济负担的一个主要因素，这一研究结果与国内相关报告一致。

4.4.3　职业

本研究结果表明，职业与 CPS 和 CPD 显著相关，但这一结果与国内相关报道不同。与公务员相比，职员的 CPS 较低（$P < 0.001$），而 CPD 相似（$P = 0.648$）。这表明政府公务员住院时间较职员住院时间长。农民与公务员相比，CPS 及 CPD 都较高（$P < 0.001$），主要原因可能是农民患者大都等到疾病发展程度较重时才住院，所以导致 CPS 及 CPD 都较高。因此，有必要加强农民的健康教育，提高他们的健康管理意识，尽量做到早诊断早治疗，减轻农民的医疗负担。

4.5　平均住院日

本研究显示，心血管疾病住院患者的平均住院日呈下降趋势，从 2013 年的 8.2 天下降到 2016 年 7.5 天，这一结果与中国的其他报道相似。各个国家心血管疾病平均住院日有所不同。全球住院心衰登记网显示，心衰患者平均住院日为 4～20 天。广西心血管疾病平均住院日缩短且居于较低水平，说明各医院在不断提高医疗服务效率，提高医院运营含金量。这也与医保控制 CPS 有关，如果平均住院日增多，假设 CPD 不变的情况下，CPS 则相应增加。因此，为了符合医保相关要求，医院也许会被动缩短平均住院日，这也不可避免地会出现患者尚未达到出院要求且不愿出院时而被动出院的情况。出院几天后再次入院，会给患者造成心理负担、经济负担（往返路费等）和路途中安全隐患（特别是老年患者）。

4.6　ctree 模型分析结果探讨

根据文献查阅得知，本研究属国内首次使用 ctree 模型进行疾病经济负担研究。ctree 模型可以把复杂的大数据间各变量之间的关系简单明了显示出来，因此能显示病案首页数据的内涵，主要表现在以下 3 个方面。

（1）急诊服务能力问题。三级医院急诊入院患者 CPS 和 CPD 一般比非急诊入院高，而在二级医院差异不明显，说明三级医院急诊科发挥救治急危重患者的功能较好，二级医院急诊科救治能力有待加强。

（2）终末期患者管理问题。不管是二级医院还是三级医院，死亡患者 CPS 和 CPD 普遍都高于非死亡患者，提示这些患者可能病情严重，需要使用高效及高成本的治疗手段；同时也从另一个角度说明需要提高有限医疗资源的使用效率。

（3）医保资金合理使用问题。二级医院职工医保患者 CPS 比非职工医保患者高［5 585 元 vs（4 625～5 329）元］，且死亡患者 CPD 是非死亡患者的三倍；三级医院职工医保患者 CPD 比非职工医保患者低大约 100 元，说明三级医院职工医保管理更到位，医疗行为更规范。因此应加强二级医院职工医保管理，规范医疗行为，从而合理使用医疗资源及合理控制疾病经济负担。

4.7　局限性

使用病案首页作为医疗管理大数据进行研究，存在一定的局限性。首先，数据不够全面。病案首页数据是为了医疗卫生管理而收集的数据，一些重要的病因学相关变量、患者的治疗方案如何、患者是否感染、治疗效果如何、患者是否治愈等信息没有被收集。美国每年有将近 200 万患者罹患医源性感染，其中约有 9 万患者死亡，由此带来的直接经济损失为 280 亿～450 亿美元。英国每年发生 10 万起医院感染，经济损失达 45 亿美元。2012 年对中国 1 313 所二级和三级医院调查显示，在 786 028 例住院患者中，有 25 273 人发生医院感染，现患率为 3.22%。国内医院感染导致医疗总费用增加 70%。因此，本研究不可避免地受到这些因素的影响。其次，这些管理数据基本上包含了广西所有的心血管疾病住院患者的相关信息，包括费用、人口学特征、临床结果变量等。这些观察变量对于评估变量间相关性很有用，但是不能进行因果关系评价。最后，研究人员对数据质量进行控制比较困难。比如，有些变量的数据缺失比较多、各医院有些编码可能有误。因此，本研究在分析过程中使用统计方法进行数据质量控制，希望大数据本身具有的特点能够克服这些困难，从而得出有意义的结果。

5　小结

通过对医疗管理大数据的分析，本研究展示了广西在 2013—2016 年间心血管疾病住院患者直接经济负担的时间趋势。结果表明，在研究期限内心血管疾病住院患者直接经济负担保持稳定，与大众媒体所宣传的"医疗费用过快增长"现象不同。具体来说，CPS 在 2013 年大幅下降，随后有一定增长，且在 2016 年又出现下降趋势；外科手术费用在 2013 年出现大幅上涨现象，随后出现下降并保持稳定。在住院患者直接经济负担中，药费和检查费分别约占三分之一，但在研究期间，药费占比呈下降趋势；主要体现医务人员服务价值的服务费和护理费只占总体费用的小部分。平均住院日从 8.2 天逐渐下降到 7.5 天，说明医疗服务效率在提高。经过调整各医院各年度异质性后，分析结果表明患者年龄、性别、婚姻状况、职业和支付方式等因素与心血管疾病住院患者的 CPS 和 CPD 有显著相关性；民族与 CPS 和 CPD 无关，但是少数民族在三级医院住院占比明显低于二级医院。ctree 分析提示，医疗资源使用效率问题及二级医院医疗行为及合理使用医疗资源问题值得进一步研究。

基于大数据分析会产生关于卫生经济学的数据驱动证据，研究结果有助于相关部门对现行政策进行评估和调整或者制定新的循证政策。首先，广西心血管疾病住院患者直接经济负担得到有效控制，尽管当前全国上下都受到医疗费用过快增长的影响。其次，建议广西相关部门在医疗卫生规划过程中重新评估三级医院设置，在少数民族聚集的地区设置三级医院，提高少数民族人口的优质医疗服务可及性。最后，建议通过目前的医联体形式，在三级医院医生培训二级医院医生及远程会诊的基础上，加强临床路径等管理手段，进一步提高二级医院服务能力，并规范二级医院医疗行为，实现科学合理使用医疗资源及控制医疗费用增长。

第3章
广西肺癌住院患者直接经济负担研究

1 资料来源

本研究回顾性收集了 2013 年 1 月 1 日至 2016 年 5 月 31 日广西二级、三级医院肺癌住院患者病案首页 37 596 份（均由广西卫计委信息中心提供），按相关剔除标准处理后，最终使用 34 678 份肺癌住院患者病案首页进行住院患者直接经济负担研究。详见第 2 章"1 资料来源"。

2 研究方法

2.1 数据质量控制

2.1.1 数据真实性

病案首页上除了有初次诊断和主要诊断，还有 15 个副诊断。本研究主要是通过病案首页上的初次诊断和主要诊断来确定肺癌患者并提取相关信息。在国家卫计委指导下，广西卫计委要求所有医院使用疾病国际分类标准第十版（ICD–10）进行诊断编码。本研究取初次诊断和主要诊断前三位编码为 C33 ～ C34 的所有数据，从广西卫计委病案首页数据库提取 2013 年 1 月至 2016 年 5 月的患者信息，共获得 37 596 条数据；剔除研究期限内住院患者低于 100 例的医院、住院费用低于 600 元的患者及数据缺失项，最后将 67 所医院的 34 678 条数据纳入研究。

2.1.2 数据缺失

本研究所用数据直接来自广西卫计委收集的医疗管理大数据。各医院先从电子病历提取信息，再从各自信息系统导出数据，但由于各医院电子病历水平不一，所以仍存在一些数据缺失，包括"民族"缺失 1 491 项，"支付方式"缺失 437 项，"职业"缺失 29 项，"婚姻状况"缺失 27 项，"入院方式"缺失 27 项，"离院方式"缺失 167 项。

2.2 研究结果变量

本实证研究的结果变量与第 2 章心血管疾病住院患者直接经济负担研究结果变量相同，变量名为总住院费用、住院费用的结构、平均住院日、支付方式、职业。

2.3　数据统计分析

2.3.1　GAM 和 GLM 模型

总结研究医院的基本特征及患者的基本特征，采用频数和百分比进行分析，使用 GAM 描述 2013—2016 年肺癌患者 CPS 和 CPD 时间变化趋势。在数据分析过程中，采用 GAM 按出院日期对结果按出院日期进行回归分析，即没有按日历时间进行具体结果方程计算；通过 GAM 回归排列日期的结果，即不施加日历时间的特定结果函数。GAM 可以捕捉结果变量随时间变化的趋势。具体表达式为：

$$CPS_i(t_i) = s(t_i) + \varepsilon_i$$

式中，$CPS_i(t_i)$ 表示在时间 t_i 的第 i 次住院的住院费用，$s(t_i)$ 为时间 t 的非参数方程，ε_i 是随机变量。本研究的主要目的是估计 CPS 的时间趋势，因此调整其他协变量。同样的，CPD 和平均住院日也使用类似的模型。

为了更好地分析评估潜在影响因素，本研究对 67 所医院及其在所研究的 4 年时间内的异质性进行调整后，使用 GLM 分析潜在因素与结果的关系。也就是说，本研究使用 67 个指标变量分别对应 67 所医院，4 个指标变量分别对应 4 个年度，再把这些变量代入到相关的回归分析模型里，从而分析不同医院不同年度的异质性。具体表达式为：

$$CPS_i = \beta' x_i + \sum_{j=1}^{67} \alpha_j I_j(H_i) + \sum_{k=2013}^{2016} \gamma_k I_k(C_i) + \varepsilon_i$$

式中，$\sum_{j=1}^{67} \alpha_j I_j(H_i)$ 为医院间异质性建模指标的线性组合，$\sum_{k=2013}^{2016} \gamma_k I_k(C_i)$ 为不同年度异质性建模指标的线性组合，$\beta' x_i$ 包括了感兴趣的协变量的回归分量。

而对潜在影响因素的分析评估，则采用 GLM 衡量结果与潜在相关因素的关系，并且对 67 所医院及其在所研究的 4 年时间内的异质性进行调整。

2.3.2　决策树分析

采用与 GAM 和 GLM 同样的数据，在 R 语言包内进行 ctree 计算，研究设计及变量选择与计算分析方法与第 2 章的"2.3.2　决策树模型"所描述一致。

R 语言已经成为公共领域常用的统计软件包。本研究所有统计分析在 R 语言（3.3.0 版）环境下进行，包括制作表格、画图及回归分析等。

3　结果

3.1　研究对象一般情况

3.1.1　研究医院

根据研究入选标准，筛除研究期限内住院量少于 100 例的医院，对剩下的 67 所医院的数据进行研究，包括 25 所三级医院、40 所二级医院、3 所无级别医院（详见附录表 2）。值得注意的是，其中有一所医院研究期限内从二级医院升级为三级医院，因此，

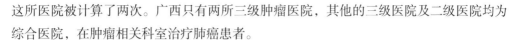

这所医院被计算了两次。广西只有两所三级肿瘤医院，其他的三级医院及二级医院均为综合医院，在肿瘤相关科室治疗肺癌患者。

3.1.2　研究人群

根据研究标准，对费用低于 600 元的住院患者进行筛除后，共有 34 678 人次住院患者被纳入研究。其中 21 406 人次（62%）来自三级医院，13 272 人次（38%）来自二级医院。在所有住院患者中，30.90% 为女性，69.10% 为男性。二级医院及三级医院肺癌住院患者性别分布具有可比性，且性别分布在研究期限内保持稳定，在 2013—2016 年男性占比分别为 67.6%、69.4%、69.3% 和 67.9%，女性占比分别为 32.4%、30.6%、30.7% 和 32.1%。表 3–1 描述了研究期限内 67 所医院的所有肺癌住院患者的基本特征。

表 3–1　研究人群特征

医院等级	二级	三级	平均占比
样本量（人次）	13 272	21 406	
性别			
女性	30.70%	31.10%	30.90%
男性	69.30%	68.90%	69.10%
年龄（岁）			
0 ～＜ 40	2.30%	3.60%	2.95%
40 ～＜ 50	9.80%	12.20%	11.00%
50 ～＜ 60	23.90%	26.60%	25.25%
60 ～＜ 70	33.60%	33.60%	33.60%
70 ～＜ 80	22.70%	19.00%	20.85%
≥ 80	7.60%	5.10%	6.35%
婚姻状况			
已婚	82.00%	91.00%	86.50%
单身	4.80%	1.80%	3.30%
其他	13.20%	7.20%	10.20%
民族			
汉族	68.50%	67.50%	68.00%
壮族	15.30%	10.30%	12.80%
其他	16.20%	22.20%	19.20%
住院年份			
2013	15.80%	12.80%	14.30%
2014	40.70%	41.90%	41.30%
2015	39.10%	41.00%	40.05%
2016（到 5 月 31 日止）	4.40%	4.30%	4.35%

从患者年龄分布情况看，住院量占比随着年龄增长而增大，0 ～＜ 40 岁的患者占 2.95%，40 ～＜ 50 岁占 11.00%，50 ～＜ 60 岁占 25.25%，60 ～＜ 70 岁占比最大，为

33.60%，70～＜80 岁占 20.85%，80 岁及以上患者占 6.35%。这些住院量占比很大程度上代表着人群发病率占比。

绝大部分患者为已婚（86.50%），三级医院已婚患者占 91.00%，高于二级医院（82.00%）。从民族分布情况看，汉族占 68.00%；二级医院壮族住院肺癌患者为 15.30%，三级医院为 10.30%；其他民族及缺失民族数据中，三级医院为 22.20%，二级医院为 16.20%。

从住院年份看，主要分布在 2014—2015 年（分别为 41.30% 和 40.05%），2013 年为 14.30%，而 2016 年为 4.35%。

3.2　基于 GAM 模型的肺癌住院患者直接经济负担时间变化趋势及其构成

3.2.1　住院费用时间变化趋势

图 3-1 显示了 2013—2016 年 CPS 时间变化趋势，左侧 y 轴显示 CPS 的值（黑线），右侧 y 轴显示 CPD 的值（红线），三级医院 CPS、CPD 为蓝虚线，二级医院 CPS、CPD 为绿虚线。在 2013 年至 2014 年初期间，CPS 总体呈增长趋势，从 1 005 美元增至 1 625 美元，随后保持稳定。同样，CPD 从 150 美元增至 176 美元。如前文所述，与以往文献报道不同，广西的物价消费指数在研究期间保持稳定，因此没有对 CPS 和 CPD 进行物价消费指数调整。

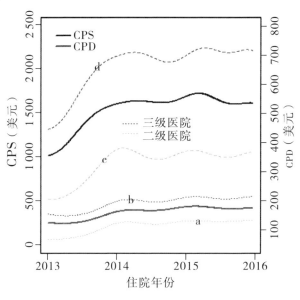

图 3-1　住院费用时间趋势

注：a 为二级医院 CPD，b 为三级医院 CPD，c 为二级医院 CPS，d 为三级医院 CPS。

结果显示，三级医院的 CPS 约是二级医院的两倍。三级医院的 CPS 从 2013 年的

1 333 美元迅速增至 2014 年初的 2 220 美元。同样的，二级医院的 CPS 从 2013 年的 510 美元增至 2014 年初的 1 000 美元。三级医院和二级医院的 CPS 于 2014—2016 年间保持相对稳定。同时，CPD 也出现类似时间变化模式，三级医院的 CPD 从 175 美元增至 220 美元，而二级医院的 CPD 从 75 美元增至 125 美元。

3.2.2　费用构成

为了更好地了解肺癌住院费用，本研究深入分析肺癌患者住院费用的构成。图 3-2 显示了住院费用主要构成情况。CPS 的值在左侧 y 轴显示，用黑线表示。把住院费用按服务费、操作费、护理费、检查费和药费 5 大类别进行分析，右侧 y 轴显示费用占比的值。由图 3-2 可以看出，尽管 CPS 变化很大，但是各部分占比保持相对稳定。药费虽然是患者住院费用的主要构成部分，占 CPS 的 40% 以上，但是占比呈下降趋势，研究期限内从 47% 降至 30%。住院费用第二个主要构成部分是检查费，约占 CPS 的 30%，且整个研究期限内保持较稳定。相比较而言，护理费、服务费和操作费占比较小，分别为 1.5%、4% 和 5%。图 3-2 分析的费用没有包括手术费、材料费、中医费和康复费。此外，数据显示 2013—2016 年肺癌患者的 CPS 最高为 17 031 元，其中自付费用为 7 028 元，占比 41.27%。

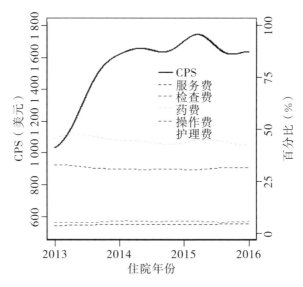

图 3-2　住院费用主要构成情况

3.2.3　手术相关费用

在 34 678 人次住院量中，8 494 人次（占比 25%）为手术患者。图 3-3 显示住院患者手术相关费用，左侧 y 轴显示费用的值，CPS（黑线），非手术费（红线），手术相关费用（绿线）及麻醉费（黑虚线）。由图 3-3 可以看出，与总体 CPS 类似，2013—2014 年间外科患者 CPS 增长很快，从 1 700 美元增至 3 050 美元，随后稍微下降，后来又继续增长至 2015 年的 3 160 美元，才出现平衡状态。在手术相关费用中，包含了手术医生服务费、手术操作费用、一次性检查材料费、一次性治疗材料费和一次性手术材料费。手术相关费用从 2013 年的 200 美元增至 2014 年初的 500 美元，随后呈略微下降趋势。非手术相关费占手术患者住院费用的较大部分且呈增长趋势。研究期限内出现三个拐点，分别是从 2013 年的 1 500 美元增至 2014 年初的 2 000 美元，再增至 2014 年底的 2 250 美元及 2015 年年中的 2 450 美元。相比之下，麻醉费占比很小，相对稳定地保持在 11 美元左右（右侧 y 轴显示麻醉费的值）。

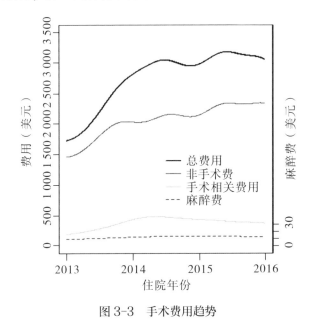

图 3-3　手术费用趋势

3.2.4　平均住院日

分析住院患者医疗负担最主要的指标是住院相关费用，此外平均住院日也是一个重要指标，因为计算 CPD 时需要用到此指标。同时，平均住院日也是反映医院服务效率的一个主要指标。图 3-4 显示了肺癌患者平均住院日变化趋势（黑线）及 95% 可信区间（蓝虚线）。由图 3-4 可知，2013 年平均住院日由 8 天增至 10.8 天，然后逐渐降至 2014 年的 9.5 天及 2015 年的 9.3 天，后仍呈下降趋势。

3.3　基于 GLM 模型的肺癌住院患者直接经济负担影响因素分析

3.3.1　人口社会学因素与住院费用的关系

CPS 和 CPD 是反映住院患者直接经济负担的两个主要方面，因此将 CPS 和 CPD 视为两个不同的结果变量，探讨其相关影响因素。调整 67 所医院 4 年研究时间内的异质性后，所有分析均采用 GLM 估算回归系数。表 3-2 列举了 4 个因素（性别、年龄、婚姻状况及民族）的回归系数、标准误差、Z- 评分和 P 值。通过 5% 的显著性水平而不校正多重比较），突出显示与零显著不同的系数。很明显，CPS 和 CPD 与性别均无显著相关性（$P > 0.05$）。

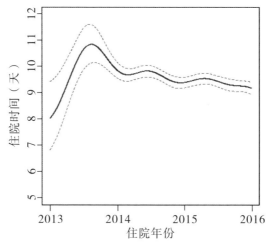

图 3-4　平均住院日趋势

把年龄作为影响因素进行分析，除了 40 岁以下的患者，其余患者 CPD 随年龄增长而降低；但是 CPS 与年龄无关，70 岁及以上患者除外（此组患者的平均住院费用较参照组低）（$P < 0.05$）。

关于婚姻状况，把已婚作为参照组，单身组和其他类别组的 CPD 都比参照组低（$P < 0.05$），单身组 CPS 较参照组低。

如前文所述，广西是拥有多个民族的少数民族自治区，壮族占总人口的很大部分，这是广西的一大特色。对于 CPD，汉族与壮族之间无显著差异，而与其他民族相对较高。壮族患者的 CPS 较低（$P = 0.015\,2$），其他少数民族与壮族患者无差异（$P < 0.05$）。假设治疗汉族患者的 CPS 为 999 美元，计算壮族患者 CPS 的公式为 $10^{-0.030+\log_{10}(999+1)} - 1 \approx 933.3$ 美元，即壮族患者大约少支付 65.7 美元。

表 3-2　患者特征与 CPS 及 CPD 的关系分析

	CPS[①]				CPD			
	回归系数	标准误差	Z- 评分	P 值[③]	回归系数	标准误差	Z- 评分	P 值
性别								
（女性为参照组）								
男	0.000	0.004	-0.120	9.045E-01	-0.005	0.003	-1.734	8.295E-02
年龄								
（60～<70 岁为参照组）								
0～<40	-0.017	0.011	-1.515	1.298E-01	0.004	0.007	0.493	6.217E-01
40～<50	0.003	0.007	0.482	6.300E-01	0.022	0.004	5.278	1.313E-07

续表

	CPS[①]				CPD			
	回归系数	标准误差	Z-评分	P值[③]	回归系数	标准误差	Z-评分	P值
50～<60	0.008	0.005	1.621	1.050E-01	0.008	0.003	2.564	1.035E-02
70～<80	−0.028	0.005	−5.129	2.921E-07	−0.020	0.003	5.735	9.848E-09
≥80	−0.042	0.008	−4.894	9.924E-07	−0.015	0.005	−2.723	6.463E-03
婚姻状况								
（已婚为参照组）								
单身	−0.041	0.014	−2.982	2.868E-03	−0.029	0.009	3.341	8.353E-04
其他	−0.012	0.009	−1.365	1.724E-01	−0.016	0.006	−2.882	3.956E-03
民族								
（汉族为参照组）								
壮族	−0.030	0.008	−3.762	1.690E-04	−0.005	0.005	−0.944	3.450E-01
其他	−0.025	0.017	−1.520	1.284E-01	0.028	0.011	2.599	9.350E-03

注：①费用通过具有移位 1 的对数变换调整。②不同医院不同年度的异质性调整。③灰色部分为 P 值有显著性。

3.3.2 支付方式与住院费用的关系

在中国，职工医保是最常见、最成熟的医疗保险。将职工医保作为参照组，表 3–3 列举了各种保险类型患者的频数及回归系数、标准误差、Z- 评分和 P 值。在所有保险中，新农合是最近十几年才发展起来的，目前几乎所有的农民都参加了新农合。研究样本中有 41.27% 为新农合支付方式患者，除了新农合及其他社会保险支付方式的患者日均费用高于参照组（$P < 0.05$），其余各组无显著差异（$P > 0.05$）。从 CPS 分析，新农合、居民医保、自费及其他支付方式患者的 CPS 均低于参照组（$P < 0.05$）。

表 3–3 支付方式与 CPS 及 CPD 的关系分析表

支付方式	频数	CPS[①]				CPD			
		回归系数[②]	标准误差	Z-评分	P值[③]	回归系数	标准误差	Z-评分	P值
职工医保（参照组）	6 367	3.303	0.012			2.306	0.008		
居民医保	1 438	−0.028	0.011	−2.602	9.274E-03	0.010	0.007	1.437	1.506E-01
新农合	14 310	−0.072	0.006	−12.169	5.507E-34	0.010	0.004	2.606	9.177E-03
贫困救助	15	0.061	0.093	0.661	5.088E-01	0.004	0.060	0.065	9.486E-01
商业医保	13	0.142	0.100	1.428	1.534E-01	0.059	0.065	0.910	3.629E-01
公费医疗	439	−0.012	0.019	−0.628	5.300E-01	0.001	0.013	0.107	9.149E-01
自费	3 718	−0.095	0.008	−11.883	1.731E-32	0.007	0.005	1.421	1.552E-01
其他社会保险	233	0.037	0.024	1.531	1.257E-01	0.049	0.016	3.102	1.926E-03
其他	2 619	−0.039	0.016	−2.457	1.401E-02	0.003	0.010	0.329	7.423E-01

注：①费用通过具有移位 1 的对数变换调整。②不同医院不同年度的异质性调整。③灰色部分为 P 值有显著性。

3.3.3　职业与住院费用的关系

将公务员作为参照组，评估其他职业患者 CPS 和 CPD 的高低情况。表 3-4 列出了 12 种职业患者的 CPS 和 CPD 与参照组的比较情况，其中住院量最多的是农民组，为 17 445 人次，占所有患者的 62.72%。在所有的职业中，专业技术人员的 CPD 较参照组高（$P < 0.05$）、CPS 也较高（$P < 0.01$）。除学生及离退休人员 CPD 较低外（$P < 0.05$），其他各组 CPD 与参照组相似。同时，除农民及无业人员 CPS 较低外（$P < 0.01$），其他各组 CPS 与参照组无显著差异。

表 3-4　职业与 CPS 及 CPD 的关系分析

职业	频数	CPS[①]				CPD			
		回归系数[②]	标准误差	Z-评分	P 值[③]	回归系数	标准误差	Z-评分	P 值
公务员（参照组）	338	3.279	0.023			2.329	0.015		
专业技术人员	269	0.087	0.030	2.952	3.156E-03	0.041	0.019	2.145	3.197E-02
办公室职员	789	0.058	0.023	2.489	1.283E-02	0.023	0.015	1.550	1.211E-01
企业管理人员	27	−0.068	0.070	−0.982	3.263E-01	0.005	0.046	0.120	9.046E-01
工人	1 336	−0.004	0.023	−0.174	8.621E-01	−0.011	0.015	−0.762	4.458E-01
农民	17 445	−0.062	0.021	−2.995	2.751E-03	−0.013	0.014	−0.945	3.445E-01
学生	31	−0.092	0.065	−1.415	1.571E-01	−0.084	0.043	−1.981	4.764E-02
现役军人	13	−0.005	0.098	−0.055	9.560E-01	0.026	0.064	0.407	6.840E-01
自由职业者	818	−0.037	0.027	−1.339	1.805E-01	−0.002	0.018	−0.120	9.045E-01
个体经营者	329	−0.003	0.023	−0.105	9.161E-01	−0.028	0.018	−1.543	1.230E-01
无业人员	1 191	−0.067	0.023	−2.923	3.468E-03	−0.026	0.015	−1.756	7.908E-02
离退休人员	5 229	0.016	0.021	0.756	4.496E-01	−0.035	0.014	−2.532	1.133E-02

注：①费用通过具有移位 1 的对数变换调整。②不同医院不同年度的异质性调整。③灰色部分为 P 值有显著性。

3.4　基于决策树模型的肺癌住院患者直接经济负担影响因素分析

本研究结果显示，三级医院非农民组急诊入院职工医保死亡患者比非死亡患者住院费用低［1 944 美元 vs（2 663 ～ 3 573）美元］；非农民非急诊入院职工医保 60 岁以下死亡患者比非死亡患者住院费用低（2 511 美元 vs 2 624 美元）；三级医院急诊入院患者住院费用比非急诊入院费用低（1 944 美元 vs 2 624 美元）；二级医院急诊入院汉族死亡患者比非死亡患者住院费用高［（834 ～ 1 515）美元 vs 781 美元］，其中职工医保住院费用比非职工医保住院费用高（1 515 美元 vs 834 美元）；急诊入院少数民族死亡患者比非死亡患者住院费用高（921 美元 vs 699 美元）；非急诊入院汉族 60 岁以上死亡患者比非死亡患者住院费用也高［1 232 美元 vs（878～996）美元］；汉族患者住院费用比少数民族患者住院费用高［（758～1 515）美元 vs 752 美元］。

从医院级别看，三级医院肺癌住院患者 CPD（167～296 美元）大约是二级医院 CPD（85～149 美元）的两倍。

从医疗结局分析住院患者直接经济负担。二级医院识别的死亡患者，急诊入院少数民族组中死亡患者 64 例，CPD 为 149 美元，高于非死亡组的 85～103 美元。而三级医院急诊入院死亡患者 557 例，CPD 为 221 美元，高于非死亡组职工医保 60 岁以上患者的 CPD 186 美元和非职工医保患者的 CPD 167 美元，但是略低于职工医保 60 岁以下患者的 CPD（62 美元）；非急诊入院汉族农民死亡患者的 CPD 为 158 美元，低于组内非死亡患者的 CPD（206 美元）；非农民死亡患者的 CPD 为 196 美元，低于组内非死亡患者的 CPD（224 美元）。

从职业方面分析，二级医院农民住院患者的 CPD 大多高于非农民组；急诊入院非汉族 60 岁以上农民组的 CPD 为 96 美元，高于非农民组的 CPD（85 美元）；非急诊入院汉族农民组的 CPD 为 133～147 美元，高于非农民组的 CPD（97 美元）；而三级医院农民组的 CPD 大多低于非农民组，非急诊入院汉族农民组的 CPD 为 158～196 美元，低于非农民组的 CPD（196～224 美元）。

决策树图详见笔者博士学位论文"基于大数据的住院患者直接医疗负担研究——以广西心血管病及肺癌为例"113～114 页。

4　讨论

本研究利用医疗管理大数据，即通过 2013—2016 年广西 67 所二级、三级医院 34 678 人次肺癌住院患者的病案首页研究肺癌住院患者直接经济负担。经文献查阅得知，这是目前中国在此类疾病经济负担方面样本量最大的研究之一，且研究人群来自欠发达地区。因此，本研究结果及相关结论将对中国其他欠发达地区有借鉴意义，对世界其他欠发达国家也有一定的参考价值。

4.1　研究人群特点

在所有的住院患者中，女性（30.70%）占比低于男性（69.30%），与国内、国际报道相似。2013—2016 年男性占比分别为 67.6%、69.4%、69.3% 和 67.9%，女性占比分别为 32.4%、30.6%、30.7% 和 32.1%。4 年间男女占比保持相对稳定，不同于国内关于女性住院率增长高于男性的报道。住院量主要集中在 2014 年（41.30%）和 2015 年（40.05%），没有出现住院量逐年增长现象。住院高发年龄在 60～＜70 岁（33.60%），与国内报道肺癌确诊高峰年龄为 50～＜60 岁不一致。

4.2 医疗费用是否增长

4.2.1 纵向比较——广西医疗负担得到有效控制

本研究采用病案首页对广西肺癌患者的 CPS 和 CPD 进行评估，所得结果更能反映实际情况。在 2013 年至 2014 年初期间，广西肺癌患者 CPS 增长迅速，从 1 005 美元增至 1 625 美元，随后呈较稳定的状态（图 3–1）。事实上，CPS 最初增长了 64% 后，从 2014 年初到 2016 年只增长了约 2%。从患者的角度来看，CPD 也是一个很重要的指标。在研究期间，CPD 只出现小幅增长，从 150 美元增至 176 美元。由此看来，广西医疗费用和医疗负担确实得到有效控制。

4.2.2 分类比较——三级医院住院费用大幅高于二级医院

从不同级别看，三级医院的 CPS 和 CPD 均高于二级医院，原因主要是二级医院诊治能力普遍低于三级医院，如二级医院无法开展肺癌根治术，无法开展放疗，只能进行保守治疗；而三级医院则主要收治疑难杂症和晚期肺癌患者，能开展复杂的肺癌根治术和规范的放化疗等，这些治疗费用都相对较高。

4.2.3 手术费用得到有效控制

手术相关费用与 CPS 总体相似，呈较快增长后下降并逐步平稳的趋势。在肺癌患者中，非手术相关费用占比很大，且呈增长趋势，主要是因为肺癌术前或术后需做放疗或化疗，而这些治疗的费用都较高。

4.2.4 与国内比较，广西医疗负担并不高

国内各地报道的肺癌患者的住院费用各不相同，本研究结果的 CPS 与四川有关研究结果相似。河南新乡的 CPS 和 CPD 分别为 1 430 美元和 115 美元；江苏南通的 CPS 和 CPD 有报道分别为 2 786 美元和 103 美；北京、上海的 CPS 和 CPD 更高，2004 年北京的中位住院费用为 6 296 美元，上海的肺癌患者年均医疗费用为 9 549 美元（2009—2010 年），含门诊费用和住院费。可见，肺癌住院患者的直接经济负担相当重。这些研究结果大都高于本研究肺癌患者的 CPS，其中一个很重要的原因是它们包含的要素更多，有的是全年费用，有的包括了门诊费用等。

研究表明，广西肺癌住院患者直接经济负担较发达地区低，原因之一是不少患者到肺癌晚期才确诊。根据肺癌国际诊疗指南，肺癌晚期不宜进行根治术，因此很多患者只能进行保守姑息治疗。此外，不少患者因各种原因不能得到明确诊断和病理分期，故而只能开展保守姑息治疗，所以费用自然相对较少。这也从另一个角度说明广西加强向国内外发达地区的医院学习、深入开展医学交流与合作提高临床诊治能力的必要性和重要性。

4.2.5　与国际比较，广西医疗负担较低

因为医疗体系不一样，所以费用归类也不相同，比如，发达国家肺癌化疗和放疗一般在门诊进行，相关费用自然列入门诊费用。虽然不能与国际相关研究直接比较，但是有些信息还是有参考价值的。

有研究基于医疗管理数据，对欧洲多个国家的非小细胞肺癌患者进行为期两年的跟踪，结果表明肺癌患者两年治疗费用在法国、英国及德国分别为 25 063 欧元、17 777 欧元、32 500 欧元。另一项研究表明，1998 年英国非小细胞肺癌患者 5 年医院内治疗费用为 10 000～15 000 英镑，小细胞肺癌患者的费用为 15 000～19 000 英镑。美国首次治疗肺癌患者的人均每月费用为 11 496 美元，二次治疗为 3 733 美元，终末期治疗为 9 399 美元，其中住院费用占 49%。法国非小细胞肺癌患者 18 个月的平均临床治疗费用为 20 691 美元，而小细胞肺癌患者为 31 833 美元，患者人均费用从 2001 年的 4 471 欧元增至 2011 年的 5 563 欧元（$P < 0.05$）。这些研究表明，肺癌患者的直接经济负担较大，且呈增长趋势。但这些费用大都包括随访期内患者的住院费用、门诊费用及药费，而本研究内研究的是肺癌患者的 CPS，更能直接反映短期内患者住院的直接经济负担。此外，由于中国目前很难收集长期医疗负担的影响因素，如心理压力、继发性肿瘤等，因此类似这样的数据在中国相当有限。

4.2.6　从患者个人支付比例看，医疗负担较重

据世界银行报告，2014 年中国及全球人均医疗卫生支出（现价美元）分别为 420 美元、1 060.99 美元；健康支出中公共支出占比分别为 55.8%、60.13%；个人支付在医疗卫生支出中占比分别为 32.0%、18.15%。而本研究显示，肺癌住院患者自费占比为 41.27%，高于中国及世界平均水平。2013—2016 年广西肺癌患者自费占 CPS 的比例分别为 38.88%、38.95%、46.46% 和 39.81%。虽然 2016 年较 2015 年占比有所回落，但是四年均高于中国及世界总体平均水平。个人自付费用是患者衡量看病是否贵的直接因素，如何降低患者自付费用和占比，世界各国都在进行研究和探索。如适当增加公共财政对医疗卫生的投入、扩大医疗保险报销范围和比例都是行之有效的办法，特别是大病医保的覆盖面和报销比例进一步扩展，更能减轻患者的医疗负担，因为重大疾病往往是造成患者因病致贫、因病返贫的原因。在公共财力有限的情况下，大力发展商业医疗保险，提高医疗服务效率并降低患者自付水平，也是一种可选之策。

国外一般通过私人（商业）医疗保险提高医疗服务效率，即使在全民免费医疗保险体制下的英国和德国，私人医疗保险占比也较大，分别为 10.9% 和 10.75%；澳大利亚私人医疗保险占比为 47%，美国和加拿大的占比则约为 66%。目前，中国的商业医疗保险主要作为政府办医疗保险的补充，为了提高市场竞争力，商业医疗保险会覆盖一些政

府医保不报销的内容，如贵重药品或耗材的使用等，这无形中便降低了患者自付额度和比例。2014 年，商业医疗保险收取的保险费总额为 158.7 亿元人民币（434 亿美元），比 2013 年增长了 45%，约占公共和私人医疗保险支出的 10%。本研究中，760 000 人次心血管疾病住院患者中只有 195 人次为商业医疗保险，而 34 678 人次肺癌住院患者中只有 13 人次为商业医疗保险。可见，广西的商业医疗保险仍有较大的发展空间。

4.2.7 加强政策调整，有效控制医疗费用

医疗费用的高低可能与多种因素有关。随着经济的发展，患者的医疗需求也随之提高，为了应对这些需求，医疗卫生服务机构要不断提高医疗服务能力和技术水平，包括使用先进的设备和药品。广西部分城市于 2013 年批准昂贵的分子靶向药物进入医保报销目录，如 Gefitinib hydrochloride（商品名为 Conmana），大大减轻了患者本身对此类药物的个人医疗负担，同时也促进了患者对此种先进、昂贵药物的需求，提高了总体医疗费用和经济负担。此外，患者习惯到三级医院就医，特别是在经济条件允许的情况下，无论疾病是否严重都会更多地倾向选择三级医院。三级医院设置为对疑难杂症的诊治，设备和技术优越，医疗服务价格也比二级医院高，故而三级医院患者住院医疗负担会比二级医院重。因此，政府、社会及患者方面都会造成医疗费用和医疗负担的增长。

CPS 尽管起初增长很快，但是从 2014 年初到 2016 年都保持较稳定。此时广西的经济发展也比较快，2014 年 GDP 增长 7.7%，居民可支配收入增长 8.7%。CPS 之所以能保持稳定，其中一个主要原因是广西大力推行基本药物政策，特别是 2015 年国家卫计委发文要求进一步加强基本药物的使用；另一个可能的原因是医保政策的不断完善，联合临床路径对合理治疗合理用药进行监控，以及进行总额预算管理和尝试进行疾病诊疗相关分组（diagnosis-related groups，DRG）付费，同时这也是对 CPS、CPD、平均住院日的监控。

4.3 住院费用结构

患者住院一次涉及的医疗服务和人员很多，这是一个团队工程，包括医生、护士、检验技师、影像医生、药剂师及管理工作人员。本研究将住院费用分为服务费、护理费、检查费、药费、操作费 5 大部分。图 3-2 展示了各部分费用的占比和发展趋势。

4.3.1 透过药费和检查费占比看医疗费用控制

与其他报道相似，住院费用中药费占比最大，其中化疗药物昂贵是主要原因。药费占比从 2013 年的 47% 降至 2016 年的 40%，这样的平稳下降趋势与基本药物政策的执行有很大关系，同时与县级公立医院和城市三级公立医院改革要求取消药品加成等政策、提高医院含金量与运营效率有一定关系。此外，检查费约占住院费用的三分之一，且多年未变。

为了控制医疗费用和疾病经济负担，2009 年政府出台了《国家基本药物目录》，规

定了 307 种药品的价格上限，并逐步扩大基本药物目录范围，2012 年扩展到 520 种。政府的重点放在限价，一些厂商利用这点，降低部分基本药物价格以中标，但因无利润可赚而实际上并不供应这些基本药物，使患者不得不购买高价药。医疗机构为了盈利，必须对其他药品以及其他未受监管的服务进行开发，如给患者开多余的药、进行不必要的诊断检查或外科手术。据世界银行发布的《中国公共财政》报告，中国人均拥有的核磁共振扫描仪数量是中国人均 GDP 水平下应该拥有数量的 2.5 倍。因此，这在一定程度上说明某项技术迅速普及的原因，可能由于利润的推动而并不一定是患者对诊断效果的追求，这将不可避免地增加疾病经济负担。本研究中药费和检查费是两大主要直接经济成本，且均超过 30%，便是一个佐证。

目前在中国取消大型设备和疑难技术行政审批的情况下，需要通过多方参与的综合监管制度才能对医院和医生进行有效监管，包括卫生行政部门、医保部门、患者和社会等方面的共同参与，促进医院合理检查、合理用药，从而达到合理控制医疗费用增长的目的。

4.3.2　透过服务相关费用占比分析医疗体系中存在的问题

在住院费用构成中，服务费主要体现医生服务技术和价值，而护理费则体现护士服务价值。从本研究结果来看，这两部分费用占比非常小，这是中国医疗卫生服务体系的一大特色，与国内相关报道类似，与前文的心血管疾病住院患者直接经济负担研究结果也类似。

广西从 2011 年起试点实施县级公立医院改革，2015 年全面实施县级公立医院改革，2015 年部分城市实施城市公立医院改革，参与改革的医院都按要求取消药品加成，并适当调整和提高医疗服务费。但是从研究结果来看，服务费和护理费占比很少且保持多年不变，说明医疗卫生改革进行的医疗服务价格调整政策的效果以及未来改革方向需进一步研究。从另一个角度来看，住院费用构成比例不合理也说明中国医疗体系成本计算与核算方面存在问题。如何科学合理计算医疗成本，通过成本核算促使医院和医生提高医疗服务效率，节约医疗成本，降低疾病经济负担是国际上研究的一个重要课题。哈佛大学教授在美国及德国有关医院进行的试点研究表明，通过科学设计成本计算与核算，可以促进医院及医生节约资源、提高医疗服务效率并降低医疗成本及疾病经济负担。

服务费和护理费占比过低，说明中国医生的劳务技术补偿较低，导致医务人员的待遇相对较低。目前全国城镇公立医院的医务人员人均收入约为 6.3 万元，大概相当于社会平均工资的 1.12 倍。而国外医生大都属于高收入阶层，英国的医务人员收入是当地社会平均工资水平的 3 ～ 5 倍。中国医生长期超负荷工作，每小时经常要看十多名患者，也是患者及其家属发泄医疗服务不满的受害者。因薪酬机制和工作压力而导致近年来的医务人员流失问题已被多次报道。与此同时，中国人口老龄化以及癌症和心脑血管等疾病负担日益加重，使得资金匮乏的公立医院日益吃力——因为大多数患者仍首先到公立医院看病。研究表明，2005—2015 年，中国大学培养了 470 万名医学专业毕业生，而医生总数只增加了 75 万人，增幅为 16%。某些专业和农村地区将长期缺乏医生。老龄化带来的长期护理问题，需要大量的人力资源。医生流失率高，医学毕业生培养速度慢，使得整个社会问题更加复杂化。医生专业特殊，专业学习时间长，工作强度大，高收入是合理的。2016 年，李克强总理在报告中指出，建立健全符合医疗行业特点的人事薪酬制度，保护和调动医务人员的积极性。因此，广西相关部门可以根据实际情况，科学调整医疗服务价格和住院费用结构，适当提高医务人员薪酬，以更好地培养和留住医学人才，为广西百姓的健康保驾护航。

4.4　影响 CPS 和 CPD 的相关因素

为了更好地理解住院费用的性质以提高医疗服务效率，本研究深入分析住院费用影响因素。

4.4.1　人口社会学因素

研究发现肺癌住院患者住院费用与性别无关，说明肺癌治疗方案比较成熟，男女患者治疗方案相似。40 岁以上肺癌住院患者 CPD 随年龄增长而降低，而 70 岁及以上患者 CPS 显著低于参照组（60 ～＜ 70 岁），这表明 70 岁及以上患者接受医疗服务较少或较便宜、住院时间较短，这一研究结果与国内其他报道不同。这一现象可能与广西的传统习惯有关，如由于害怕在医院死亡而不能回到农村土葬，所以很多农村病重老年患者宁愿在家等着死亡的到来也不愿意到城市大医院治疗，或者因病情危重不见好转而提前出院。

民族多样性是广西的一大特色，并且广西是壮族人口聚集最多的地区。本研究显示，壮族住院患者占住院总量的 12.8%，低于其在广西人口 33% 的占比；大部分壮族患者选择在二级医院住院，二级和三级医院住院占比分别为 15.30% 和 10.30%，这与壮族人口大多分布在县级以下区域有关。比如柳江县 90% 为壮族人口，说明壮族人口多选择就近就医，这也在一定程度上说明"大病不出县"这一县级公立医院改革目标得到初步实现。值得注意的是，壮族患者的 CPS 较汉族患者低，而 CPD 没有显著性差别。这也表明当地政府改善和提升县级公立医院医疗服务能力、进一步改善少数民族看病就医环境的必要性和重要性。在条件许可的情况下，相关部门在进行医疗卫生规划时，可以考虑在少数民族居住较集中的地区设置三级医院。目前，中央及地方政府已经加大力度加强县级公立医院服务能力建设。

4.4.2　支付方式

中国的医疗保险采取多元化模式，每一种保险覆盖的人群、保险额度、起付线、报销比例等都不一样。基本医疗保险主要有新农合、居民医保和职工医保三种。研究发现，CPD 与支付方式无显著相关性，表明肺癌治疗比较规范。通过临床路径加强治疗管理，同时也使 CPD 保持稳定。但是，CPS 却与支付方式有显著相关性，与职工医保相比，新农合、居民医保、自费患者和其他支付方式患者 CPS 显著低于职工医保患者，说明这几种支付方式的患者平均住院日低于职工医保患者。从政策视角来看，调整平均住院日可以有效控制 CPS；从另一个角度来分析，如果职工医保框架下治疗方案比较合理，那么缩短其他支付方式的患者平均住院日，是否意味着治疗方案在一定程度上有不合理性？这有待进一步研究。

中国虽然在医保覆盖面上取得了喜人成绩，但是仍面临很多挑战。如患者自付比例仍然居世界主要经济体中最高之列，为总治疗费用的 30% ～ 40%。三种基本医疗保险覆盖的人群、保险筹资额度、起付线、报销比例等都不一样，CPS 与支付方式却有显著相关性，这在一定程度上造成某些保险框架下的患者治疗方案的科学性及医疗服务的公平性问题，需逐步完善和解决。整合新农合与城市居民医保，有助于缓解这些问题。

4.4.3　职业

本研究结果表明，职业与 CPS 和 CPD 显著相关，这一结果与国内相关报道一致。特别是专业技术人员的 CPS、CPD 均高于公务员（ $P < 0.001$ ），可能是与专业技术人员高收入有关；对于其他职业患者，CPD 与公务员类似，而农民及无业人员 CPS 均低于公务员，这可能与其平均住院日缩短有关。

值得重视的是，农民患者占比很大（50%），但其 CPS 低于公务员，平均住院日也较短，说明农民所接受的治疗服务量低于公务员。因此应加强农民的健康管理意识，让广大农民懂得更多的疾病预防和早检查、早治疗的知识，并建立相关机制，真正把疾病预防和及时检查治疗工作落实到广大农村地区，尽可能减轻农民的医疗负担，缩小农村与城市医疗差距，最终降低肺癌等各种疾病的发生率，减轻患者和社会的医疗负担。

4.5　平均住院日

本研究显示，2013 年平均住院日从 8 天增至 10.8 天，然后逐渐下降至 2014 年的 9.5 天及 2015 年的 9.3 天。在 CPD 保持稳定的情况下，平均住院日缩短可以有效控制 CPS，这也是医保政策所支持的。广西 9.3 ～ 10.8 天的平均住院日远低于其他地区，如四川的 20.06 天、南通的 26.92 天。本研究结果与国际上多个研究结果相近，如英国的 8.7 天、法国 8.9 天以及德国的 10.1 天。国际上的普遍做法都是降低平均住院日，以加快病床的周转，提高医院运营效率。

4.6　ctree 模型相关问题探讨

根据文献查阅得知，本研究是国内首次使用 ctree 模型进行肺癌住院患者直接经济负担研究。ctree 模型可以把复杂的大数据各变量之间的关系简单明了显示出来，因此能显示病案首页数据的内涵，主要表现在以下 3 个方面。

（1）急诊服务能力问题。在三级医院和二级医院，急诊入院患者 CPS 和 CPD 与非急诊入院患者无明显差异。一般而言，急诊主要收治急危重的患者，而像肺癌这样的慢性病患者原则上不需要通过急诊入院，除非是急危重患者，所以理论上急诊入院患者住院费用应该比非急诊入院患者高。因此，医院和相关部门应加强急诊医学管理和建设，提高急诊服务能力，充分发挥急诊资源的作用。

（2）终末期患者管理问题。二级医院死亡患者 CPS 和 CPD 均高于非死亡患者，三级医院死亡患者 CPD 大多高于非死亡患者，说明这些患者可能病情危重，需要使用强效及高成本的治疗手段，甚至安排到 ICU 抢救治疗；但是也从另一个角度说明是否应该使用医疗资源、提高有限医疗资源使用效率，这是值得研究和探讨的问题。一项对 7 个国家肿瘤终末期患者治疗及费用的研究表明，在德国、荷兰和美国的肿瘤患者生命的最后 180 天里，住院率低于 77%；英国和挪威的此类患者不安排 ICU 抢救。英国的住院费用最低（9 342 美元），加拿大的住院费用最高（21 840 美元）。临终关怀机构的充分利用有助于降低医疗负担。在广西，只有个别医院建立了临终关怀机构。实践表明，这样的关怀机构能为患者及家属带去人文、人性关怀，在降低医疗负担的同时，促进和谐医患关系及和谐社会的构建。

（3）医保资金合理使用问题。ctree 模型比 GLM 模型更细致地分析出农民患者住院费用情况，并将其可视化。二级医院农民住院患者 CPD 大多高于非农民患者，而三级医院农民住院患者 CPD 大多低于非农民患者。原因之一可能是新农合在二级医院报销比例较高，农民能够在二级医院支付较高的住院费用，而新农合在三级医院报销比例较低，因此在一定程度上影响了治疗方案的选择。考虑到患者的支付能力，医生可能会适当选择费用较低的方案。这同时也提示相关部门监测新农合患者在二级医院治疗的合理性，把有限的新农合基金用在患者最需要的地方，充分发挥新农合基金的效用。

4.7　病案首页质量问题

（1）编码问题。广西作为欠发达地区，在数据编码方面仍处于培训和改进中，因此各医院的编码可能有出入，在一定程度上影响了数据质量。如广西在不违反国际疾病分类标准前 4 位要求的前提下，自行扩展到 6 位编码，并制定了广西的疾病编码标准，但是对该标准是否增加和修改是由各医院自行决定的；而且中国及广西各医院对第 3 位以后的编码没有作严格要求，病理诊断分型和分期的编码可能不准确，这些都会影响病案首页质量，对相关的研究分析也必然造成一定影响，同时影响病案首页的应用价值。

（2）缺项问题。目前全国对病案首页填报质量并没有进行系统跟踪和改进。因此各医院在填报时，有的认真填报，有的则有一些漏项，如本研究中的心血管疾病患者病案首页的缺失数据包括"性别"1项、"初次诊断"452项、"民族"1586项、"入院方式"77项及"离院方式"467项，肺癌患者病案首页的缺失项包括"民族"1491项、"支付方式"437项、"职业"29项、"婚姻状况"27项、"入院方式"27项及"离院方式"167项。

因此，希望相关部门及人员重视病案首页的质量提升和充分利用，以促进医疗服务质量改善。

4.8 国际医疗卫生费用控制经验

虽然本研究结果显示广西心血管疾病、肺癌及鼻咽癌住院患者直接经济负担得到有效控制，但是这并不意味着广西不需要进行医疗费用控制。2009—2013年间中国人均医疗卫生费用实际每年增长15%，在17个主要国家中增长比例最高，增长第二高为瑞典（6.95%），而丹麦和英国为负增长，分别为–0.71%和–0.88%。这反映了中国实施医疗卫生改革、进行医保广覆盖后，百姓刚性医疗需求得以提升和逐步满足；同时也反映了另一个问题：在不断满足百姓医疗需求的同时，如何有效控制医疗卫生费用的增长，如何更合理科学使用医疗卫生资源，提高医疗服务效率，这有待深入探讨。

当前世界各国均在探索如何更好地控制医疗费用，主要措施包括以下十点。

第一，采用中央卫生经费年度预算方式。各级政府根据预算指标进行各项指标费用及价格调整和控制，以达到中央控制的目的（瑞典、挪威、澳大利亚等）。第二，高度依赖通用药品和仿制药品，减少专利药品的使用（以色列、日本等）。第三，对药品出厂和上市价格进行限制（英国、加拿大等）。通过集中招标采购，由政府议价（新加坡、澳大利亚）或利益相关者与厂商直接议价（日本），降低药费。第四，根据成本效益研究，确定药品和医疗器械的使用和参考价格（德国、加拿大、意大利等）。第五，实行价格透明制度。在卫生部门的网站公布常见病的治疗费用并进行各医院间比较（新加坡），以便患者进行知情选择，从而影响医疗市场行为和控制医疗费用。第六，规范临床指南和日间手术并适时监测与公布（挪威）。第七，改革支付方式，把医疗服务质量和效率与医保支付挂钩（美国、德国、法国等）。第八，限制医院规模（以色列、澳大利亚等），整合医院的一些服务职能，如澳大利亚2015—2016年通过该措施节余1.06亿澳元。第九，通过单一购买人支付医疗服务费，并成立定价联盟协调各省之间的谈判，降低品牌药价格（加拿大）。第十，大多数发达国家通过发挥全科医生健康守门人作用，特别是英国的全科医生收入比专科医生收入高，极大地调动全科医生的积极性和责任感，有效控制利用大医院的昂贵医疗资源，从而降低医疗费用。

国际上这些控制医疗费用经验和措施，目前我国已经采用了一部分，比如鼓励使用低价药、集中采购药品和耗材、改革支付方式和实行总额预付或 DRG 付费等，但是在具体做法上仍值得探究。比如，选用哪种药品和医疗器械的成本效益更好，这是目前我们尚未做到的；如何保证以低价格中标的药品顺利供应，这也是目前我们面临的问题；如何把医保付费与医疗服务质量和效率充分挂钩、如何培养高质量的全科医生并充分发挥其健康守门人作用、如何有效构建分级诊疗体系及患者医疗服务无缝衔接、如何减少医疗资源的重复使用和浪费等，这都需要多部门的协调与配合，同时也需要健全的网络和大数据的支撑。

根据哈佛大学的一项研究表明，中国建立初期确定了以预防为主的医疗卫生工作方针。1952—1982 年，中国的预期寿命从 35 岁增至 68 岁，而当时的人均医疗支出仅为 5 美元；2015 年中国的预期寿命为 75.41 岁，在全世界居第 99 位。面对当前人口老龄化、慢性病特别是呼吸系统疾病、心脏病、糖尿病和癌症病患越来越多的局面，如何做好疾病的预防、管理及康复工作以降低疾病经济负担和社会负担，是现代医疗卫生管理重点研究的课题。

4.9 优势与不足

本研究有以下三个优势：第一，研究人群来自欠发达的少数民族地区，通过深入分析其肺癌住院患者直接经济负担及影响因素，为中国其他欠发达地区和少数民族地区提供了可借鉴的经验；第二，采用大数据分析方法对全广西 34 678 份肺癌住院患者病案首页数据进行住院费用分析，研究结果具有代表性；第三，研究数据直接来自卫生主管部门，比一般的调查数据更客观、可靠。

但是，本研究使用病案首页作为医疗管理大数据进行研究存在一定的局限性。第一，病案首页数据是为了医疗卫生管理而收集的数据，一些重要的病因学相关变量没有收集，一些重要的临床信息如治疗方案、是否采用了靶向治疗、治疗效果是否起效、缓解还是无效等也可能捕捉不到，因此本研究不可避免地受到这些局限性影响。有报道表明，一些临床因素对肺癌住院患者直接经济负担有显著影响，包括不同的治疗方案、不同的分期或疾病严重程度、不同的组织病理学、不同的并发症、首次治疗是否成功以及患者精神心理因素等。同时，多学科治疗模式也可以有效降低肺癌住院患者直接经济负担，缩短平均住院日；急诊手术与住院费用增长和平均住院日的延长有关。临终关怀也可以降低终末期肺癌患者住院费用。第二，病案首页只能反映住院期间的患者信息，而患者出院后的信息无法捕捉，使长期临床结果和效益不能确定，导致可能以较差的中长期临床结局换取较少的住院费用。第三，广西作为欠发达地区，在数据编码方面仍处于培训和改进中，因此各医院的编码可能有出入，一定程度上影响了数据质量。如由于广西各医院对编码第 3 位后没有作严格要求，病理诊断分型和分期的编码可能不准确，所以本研究没有分析这两个变量。

5　小结

本研究采用广西 67 所医院 3 万多份肺癌住院患者病案首页对肺癌住院患者直接经济负担时间变化趋势及其影响因素进行全面系统分析，结果表明，在 2013 至 2014 年初 CPS 和 CPD 增长均超过 50%，增长幅度较大；但是随后 CPS、CPD 均保持稳定状态，2014—2016 年增长约 1.5%；广西肺癌住院患者的 CPS、CPD 与国内其他欠发达地区相似，但是明显低于北京、上海等发达地区。

通过对影响住院费用的相关因素进行分析发现，一方面，壮族患者 CPS 较汉族患者低，但 CPD 相近，说明壮族患者平均住院日较短；另一方面，很大部分壮族患者选择到二级医院住院，由于二级医院因其技术、设备方面较三级医院弱，费用也相应低一些。另一个主要影响因素是患者年龄，我们发现年老患者较年轻患者 CPS 和 CPD 都低，表明年老患者所接受的医疗服务少于年轻患者。此外，不同支付方式对 CPS 有影响，但是对 CPD 影响不明显。可喜的是，国家已着手对城镇居民医保和新农合进行整合，这将有助于提高城乡居民医疗服务质量及公平性。

第4章
广西鼻咽癌住院患者直接经济负担研究

1 资料来源

本研究回顾性收集了 2014 年 1 月 1 日至 2020 年 12 月 31 日广西二级医院和三级医院鼻咽癌住院患者的 50 213 份病案首页，病案首页均由广西卫计委信息中心提供。在使用剔除标准进行处理后，共有 44 856 条病案首页用于研究鼻咽癌住院患者医疗费用及其潜在影响因素。详见第 2 章 "1 资料来源"。

2 研究方法

2.1 数据质量控制

2.1.1 数据真实性

病案首页上除了有初次诊断和主要诊断，还有 15 个其他诊断。本研究主要利用病案首页上的初次诊断和主要诊断来识别鼻咽癌患者。在国家卫计委指导下，广西卫计委要求所有医院使用国际疾病分类第十版（ICD–10）进行诊断编码。本次研究取初次诊断和主要诊断前三位编码为 C11 的所有数据，从广西卫计委信息管理平台数据库中提取 2014 年 1 月 1 日至 2020 年 12 月 31 日的患者信息，共获得 50 213 条数据。剔除研究期间住院患者低于 100 例的医院和住院费用低于 100 美元的患者，最终 46 家医院的 44 856 条病案首页数据被纳入研究。

2.1.2 数据缺失

本研究所用数据直接来自广西卫计委收集的医疗管理大数据。各医院先从电子病历提取信息，再从各自信息系统导出数据。在分析数据变量中，除了 "年龄" 有 1 项缺失值、"职业" 有 194 项缺失值、"民族" 有 6 605 项缺失值，缺失值很少。假设这些值是随机缺失的，当相应变量包含在分析中时，我们的分析会排除这些缺失值。

2.2 结果变量

本实证研究的结果变量与第 2 章心血管疾病患者住院医疗负担研究结果变量相同，变量名为总住院费用、住院费用的结构、平均住院日、支付方式、职业。

2.3 数据统计分析

2.3.1 GAM 和 GLM 模型

总结研究医院的基本特征及患者的基本特征，采用频数和百分比进行分析，使用 GAM 描述 2014—2020 年鼻咽癌患者 CPS 和 CPD 的时间变化趋势。在数据分析过程中，采用 GAM 对结果按出院日期进行回归分析，即没有按日历时间进行具体结果方程计算；通过 GAM 回归排列日期的结果，即不施加日历时间的特定结果函数。GAM 模型可以捕捉结果变量随时间变化的趋势。具体表达式为：

$$CPS_i\,(t_i) = s\,(t_i) + \varepsilon_i$$

式中，$CPS_i\,(t_i)$ 表示在时间 t_i 的第 i 次住院的住院费用，$s\,(t_i)$ 为时间 t 的非参数方程，ε_i 是随机变量。本研究的主要目的是估计 CPS 的时间变化趋势，因此调整其他协变量。同样的，CPD 和平均住院日也使用类似的模型。

为了更好地分析评估潜在影响因素，本研究对 46 所医院在 7 年内的异质性进行调整后，使用 GLM 分析潜在因素与结果的关系。也就是说，本研究使用 46 个指标变量分别对应 46 所医院，7 个指标变量分别对应 7 个年度，再把这些变量代到相关的回归分析模型里，从而分析不同医院不同年度的异质性。具体表达式为：

$$CPS_i = \beta'x_i + \sum_{j=1}^{46} \alpha_j I_j\,(H_i) + \sum_{k=2014}^{2020} \gamma_k I_k\,(C_i) + \varepsilon_i$$

式中，$\sum_{j=1}^{46} \alpha_j I_j\,(H_i)$ 是医院间异质性建模指标的线性组合，$\sum_{k=2014}^{2020} \gamma_k I_k\,(C_i)$ 是不同年度异质性建模指标的线性组合，$\beta'x_i$ 包括了感兴趣的协变量的回归分量。

R 语言已经成为公共领域常用的统计软件包。本研究所有统计分析在 R 语言（3.3.0 版）环境下进行，包括制作表格、画图及回归分析等。

3 结果

3.1 研究对象一般情况

3.1.1 研究医院

根据研究入选标准，筛除研究期限内住院量少于 100 例的医院，对剩下 46 所医院的数据进行研究，包括 36 所三级医院、10 所二级医院。值得注意的是，其中有 3 所医院在研究期限内从二级医院升级为三级医院，因此这 3 所医院被计算了两次。广西只有两所三级肿瘤医院，其他的三级医院及二级医院均为综合医院，在肿瘤相关科室治疗鼻咽癌患者。

3.1.2 研究人群

表 4-1 描述了研究期限内 46 所医院的所有鼻咽癌住院患者的基本特征。根据研究

标准，剔除花费 100 美元以下的住院患者后，共有 44 856 人次入组研究，其中三级医院 42 432 人次（94.6%）、二级医院 2 424 人次（5.4%）。在所有住院患者中，女性占比 26.71%、男性占比 73.29%。在研究期间，二级医院和三级医院鼻咽癌住院患者的性别分布保持稳定，2014—2020 年，男性比例为 72% ～ 74%，女性比例为 26% ～ 28%。

表 4-1　研究人群特征表

医院等级	二级		三级		合计（人次）
	住院量（人次）	占比	住院量（人次）	占比	
样本量	2 424	5.4%	42 432	94.6%	44 856
性别					
女	668	27.6%	11 315	26.7%	11 983
男	1 756	72.4%	31 117	73.3%	32 873
年龄（岁）					
0 ～＜ 40	332	13.7%	8 141	19.2%	8 473
40 ～＜ 50	663	27.4%	13 189	31.1%	13 852
50 ～＜ 60	754	31.1%	12 408	29.2%	13 162
60 ～＜ 70	494	20.4%	6 529	15.4%	7 023
70 ～＜ 80	142	5.9%	1 918	4.5%	2 060
≥ 80	39	1.6%	247	0.6%	286
婚姻状况					
已婚	2 124	87.6%	36 503	86.0%	38 627
单身	213	8.8%	3 069	7.2%	3 282
其他	87	3.6%	2 860	6.7%	2 947
民族					
汉族	1 881	77.6%	28 571	67.3%	30 452
壮族	214	8.8%	5 081	12.0%	5 295
其他	329	13.6%	8 780	20.7%	9 109
住院年份					
2014	390	16.1%	6 843	16.1%	7 233
2015	479	19.8%	7 330	17.3%	7 809
2016	381	15.7%	7 481	17.6%	7 862
2017	334	13.8%	6 381	15.0%	6 715
2018	349	14.4%	5 971	14.1%	6 320
2019	285	11.8%	5 617	13.2%	5 902
2020	206	8.5%	2 809	6.72%	3 015

从患者年龄分布来看，40～＜60岁住院患者占60.2%（40～＜50岁占30.9%；50～＜60岁占29.3%），0～＜40岁占18.9%，60～＜70岁15.7%，70～＜80岁占4.6%，80岁及以上占0.6%。这些住院患者的年龄占比很大程度上代表了人口发病率的比例。

绝大多数患者为已婚（86.1%），三级医院已婚患者占86.0%，略低于二级医院（87.6%）。从民族分布来看，汉族占67.9%。值得注意的是，二级医院壮族鼻咽癌住院患者占比为8.8%，三级医院为12.0%。三级医院其他民族鼻咽癌住院患者占比为20.7%，二级医院为13.6%。从住院年份来看，大部分分布在2014—2019年，每年占13%～17.5%，2020年为6.72%，约是其他年份的一半；二级医院2015年占比最高（19.8%），而三级医院2016年占比最高（17.6%）。

3.2　基于GAM模型的鼻咽癌住院患者直接经济负担构成及其时间变化趋势

3.2.1　鼻咽癌住院患者成本时间变化趋势

图4-1显示了2014—2020年CPS的时间变化趋势。二级医院CPS和CPD是蓝色虚线，三级医院CPS和CPD是绿色虚线。2014年至2015年初，CPS呈下降趋势，从5 750美元降至5 500美元，之后逐渐升至2016年初的5 750美元，然后保持相对稳定，最后从2019年初的5 875美元降至2020年初的5 475美元。同样，CPD从200美元增至237美元。如前所述，与以往的文献报道不同，广西的物价消费指数在研究期间保持稳定，因此没有对CPS和CPD进行物价消费指数调整。

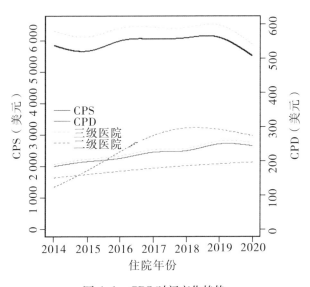

图4-1　CPS时间变化趋势

结果表明，三级医院的CPS是二级医院的三倍以上。三级医院CPS的变化趋势与整体 CPS 变化趋势一致，从 2014 年的 6 400 美元逐渐降至 2015 年初的 6 100 美元，然后在 2016 年初逐渐升至 6 500 美元，然后保持稳定，2019 年年初又从 6 700 美元降至 5 750 美元。2020 年初，二级医院 CPS 从 2014 年的 1 750 美元增至 2018 年初的 3 300 美元，然后保持稳定。三级医院 CPD 的时间趋势与总体 CPD 的趋势一致，两条线几乎重叠，从 200 美元增至 240 美元（三级医院为 245 美元）。二级医院的 CPD 从 2014 年初的 155 美元逐渐增至 2020 年初的 195 美元。

3.2.2　费用构成

为了更好地了解鼻咽癌患者的住院费用，本研究分析了鼻咽癌患者住院费用的构成。图 4-2 显示了住院费用的主要组成部分。CPS 值显示在左侧 *y* 轴上，用黑线表示。我们将住院费用按服务费、操作费、非手术费、护理费、检查费和药费六类进行分析。右侧的 *y* 轴显示了费用比例的值。由图 4-2 可以看出，与之前的研究类似，虽然 CPS 变化很大，但是各成分的比例保持相对稳定。药费和检查费是患者住院费用的主要组成部分，约占 70%。其中，药费从 2014 年的 38% 降至 2020 年的 27%，检查费从 2014 年的 25% 升至 2020 年的 40%。非手术费用（这里主要指放疗费）占比为 18% ～ 19%，相比之下，护理费、服务费、操作费所占的比重很小，分别为 2%、4% 和 4.5%。图 4-2 分析的成本不包括手术费、材料费、中药费或康复费。这些将在手术患者住院费用的分析中进行描述。

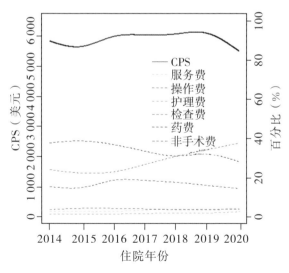

图 4-2　住院费用结构

3.2.3　患者自付费用情况

自付费用的比例代表了患者和家庭的负担，这也是市民觉得看病贵的最大原因。图 4-3 显示了 2014—2020 年自付费用比例的时间变化趋势，在 36% ～ 40% 之间波动。从

2014 年的 38% 降至 2015 年的 36%，2017 年升至 40%，之后保持相对稳定。

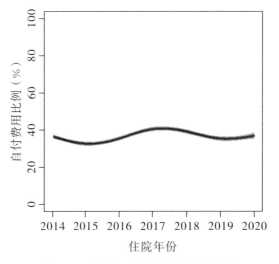

图 4-3　自付费用比例的时间变化趋势

3.2.4　平均住院日

分析住院患者医疗负担最重要的指标是住院相关费用，此外，平均住院日也是一个重要指标，同时也是反映医院服务效率的主要指标。图 4-4 显示了鼻咽癌患者的平均住院日趋势，可知平均住院日从 2014 年的 32 天降至 2015 年初的 29 天，逐渐增至 2016 年初的 30 天，然后逐渐降至 2020 年初的 23 天。

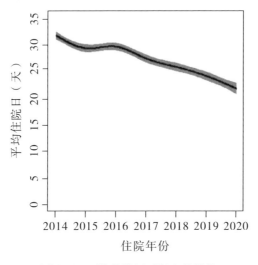

图 4-4　平均住院日时间变化趋势

3.3　基于 GLM 模型的鼻咽癌住院患者直接经济负担影响因素分析

3.3.1　人口社会学因素与住院费用的关系

由于 CPS 和 CPD 是反映住院患者直接经济负担的两个主要方面，因此将 CPS 和 CPD 视为两个不同的结果变量，并探讨相关影响因素。在对 7 年研究期间 46 所医院的异质性进行调整后，在所有分析中使用 GLM 来估计回归系数。表 4–2 描述了四个因素（性别、年龄、婚姻状况和民族）的回归系数、标准误差、t 值和 P 值。通过 5% 的显著性水平（未校正多重比较），突出显示与零显著不同的系数。显然，CPS 与性别之间没有相关性（$P > 0.05$），CPD 与性别相关（$P < 0.05$）。

将年龄作为影响因素进行分析，40 ～< 50 岁作为参照组，50 岁以上的 CPD 较低；80 岁以上的 CPS 较低（$P < 0.05$）。

婚姻状况方面，以已婚者为参照组，单身组 CPD 低于参照组（$P < 0.05$），但两组的 CPS 无显著差异（$P > 0.05$）。

广西是一个多民族聚居的少数民族自治区，特别是壮族占总人口的 33%，这是广西的一大特色。壮族患者的 CPS 和 CPD 较低；汉族患者与其他少数民族患者的 CPS 和 CPD 无显著差异。假设治疗汉族患者的 CPS 为 999 美元，则壮族患者 CPS 的为 $10^{-0.045+\log_{10}(999+1)}-1 \approx 900.6$ 美元，这意味着，与汉族相比，壮族患者约少付了 98.4 美元。

表 4–2　患者特征与 CPS 及 CPD 的关系分析

	CPS[①]				CPD			
	回归系数[②]	标准误差	t 值	P 值[③]	回归系数	标准误差	t 值	P 值
性别（女性为参照组）								
男性	−0.008	0.005	−1.721	0.085 26	0.005	0.002	2.482	0.013 06
年龄（40 ～< 50 岁为参照组）								
0 ～< 40	−0.006	0.006	−0.882	0.377 88	0.003	0.003	0.980	0.327 26
50 ～< 60	−0.002	0.005	−0.424	0.671 49	−0.006	0.002	−2.742	0.006 11
60 ～< 70	−0.011	0.007	−1.734	0.082 86	−0.008	0.003	−2.858	0.004 27
70 ～< 80	−0.016	0.011	−1.565	0.117 47	−0.018	0.004	−3.979	6.94E−05
≥ 80	−0.086	0.027	−3.238	0.001 2	−0.061	0.011	−5.341	9.27E−08
婚姻状况（已婚为对照组）								
单身	−0.017	0.009	−1.948	0.051 4	−0.019	0.004	−5.139	2.77E−07
其他	−0.017	0.011	−1.642	0.100 65	0.006	0.005	1.384	0.166 51

续表

	CPS[①]				CPD			
	回归系数[②]	标准误差	t 值	P 值[③]	回归系数	标准误差	t 值	P 值
民族 （汉族为参照组）								
壮族	−0.045	0.008	−5.912	3.40E−09	−0.018	0.003	−5.454	4.95E−08
其他	0.008	0.008	1.050	0.293 68	0.002	0.003	0.479	0.632 05

注：①费用通过具有移位 1 的对数变换调整。②不同医院不同年度的异质性调整。③灰色部分为 P 值有显著性。

3.3.2 付款方式和住院费用的关系

在中国，职工医保是最普遍、最成熟的医疗保险。以职工医保为参照组，表 4-3 列出了各保险组的患者频数和回归系数、标准误差、每组的 t 值和 P 值。在所有保险中，新农合是从 2003 年开始实施的。目前，几乎所有农民都参加了新农合，约 36.76% 的研究样本是新农合患者。新农合、公费医保、自付费用等类型的 CPS 和 CPD 均高于参照组。2019 年底以来城镇居民医保和新农合的合并组成城乡居民医保，具有较高的 CPS 和 CPD，但住院人数较少。

表 4-3　支付方式与 CPS 及 CPD 的关系分析

支付方式	频数	CPS[①]				CPD			
		回归系数[②]	标准误差	t 值	P 值[③]	回归系数	标准误差	t 值	P 值
职工医保 （参照组）	6 518								
居民医保	4 384	−0.011	0.009	−1.209	0.226 668	0.001	0.004	0.145	0.884 786
新农合	16 488	−0.031	0.007	−4.406	1.06E−05	−0.017	0.003	−5.700	1.21E−08
贫困补助	54	−0.026	0.061	−0.427	0.669 517	−0.020	0.026	−0.765	0.443 998
商业医保	32	−0.082	0.079	−1.036	0.300 283	−0.057	0.034	−1.676	0.093 714
公费医保	230	−0.103	0.035	−2.910	0.003 616	−0.073	0.015	−4.795	1.63E−06
自付费用	5 974	−0.070	0.009	−8.139	4.12E−16	−0.010	0.004	−2.672	0.007 539
其他社会保险	67	0.206	0.063	3.255	0.001 134	0.135	0.027	4.947	7.58E−07
其他	3 011	−0.049	0.013	−3.657	0.000 256	−0.018	0.006	−3.122	0.001 798

注：①费用通过具有移位 1 的对数变换调整。②不同医院不同年度的异质性调整。③灰色部分为 P 值有显著性。

3.3.3 职业与住院费用的关系

以公务员为参照组，评估其他职业患者的 CPS 和 CPD。表 4-4 列出了 12 类职业患者的 CPS 和 CPD 与参照组的比较。农民组住院人数最多，共有 24 269 人，占所有患者的 54.08%。在所有职业中，学生、自由职业者、失业人员、其他等人员的 CPS 均低于参照组（$P < 0.05$）。其他组的 CPD 与参照组相近，但学生和农民组的 CPD 较参考组低（$P < 0.05$）。

表 4-4 职业与 CPS 及 CPD 的关系分析

职业	频数	CPS[①]				CPD			
		回归系数[②]	标准误差	t 值	P 值[③]	回归系数	标准误差	t 值	P 值
公务员（参照组）	358								
专业技术人员	581	−0.055	0.030	−1.829	0.067 369	0.005	0.013	0.385	0.700 283
办公室职员	1 699	−0.018	0.026	−0.712	0.476 319	−0.003	0.011	−0.253	0.800 535
企业管理人员	47	0.058	0.069	0.844	0.398 759	0.033	0.029	1.116	0.264 427
工人	1 554	−0.031	0.026	−1.179	0.238 358	−0.012	0.011	−1.107	0.268 334
农民	24 269	−0.043	0.024	−1.839	0.065 865	−0.024	0.010	−2.383	0.017 16
学生	229	−0.104	0.038	−2.777	0.005 493	−0.042	0.016	−2.618	0.008 844
现役军人	13	0.005	0.126	0.039	0.969 271	−0.060	0.054	−1.110	0.266 94
自由职业者	1 021	−0.067	0.027	−2.429	0.015 132	−0.021	0.012	−1.757	0.078 85
个体经营者	559	−0.012	0.030	−0.413	0.679 666	−0.005	0.012	−0.378	0.705 422
无业人员	1 922	−0.071	0.026	−2.792	0.005 241	−0.018	0.011	−1.665	0.095 925
离退休人员	1 806	−0.032	0.026	−1.227	0.219 842	−0.010	0.011	−0.916	0.359 636
其他	10 613	−0.081	0.024	−3.356	0.000 793	−0.015	0.010	−1.449	0.147 313

注：①费用通过具有移位 1 的对数变换调整。②不同医院不同年度的异质性调整。③灰色部分为 P 值有显著性。

4 讨论

本研究利用医疗管理大数据，即利用广西 2014—2020 年 46 所二级和三级医院 44 856 人次鼻咽癌住院患者的病案首页数据研究医疗费用及其潜在影响因素。与同类研究相比，本研究是样本量最大的研究之一，且研究人群来自中国欠发达地区，因此，该研究成果及相关结论对中国其他欠发达地区具有借鉴意义，对世界其他发展中国家也具有一定的参考价值。

4.1 研究人群特点

在纳入研究的 44 856 条病案首页数据中，三级医院 42 432 人次（94.6%），二级医院 2 424 人次（5.4%），表明绝大多数鼻咽癌患者在三级医院接受住院治疗。在所有住院患者中，女性占 26.71%，男性占 73.29%。研究期间，二级医院和三级医院鼻咽癌住院患者的性别分布保持稳定，男性比例为 72% ～ 74%，女性比例为 26% ～ 28%。住院高发年龄为 40 ～ < 60 岁（60.22%，其中 40 ～ < 50 岁占比 30.88%、50 ～ 60 岁占比 29.34%），与国内其他报道一致。

大多数住院患者为汉族（67.9%）；二级医院壮族鼻咽癌住院患者占比为 8.8%，三级医院为 12%；三级医院其他民族鼻咽癌住院患者占比为 20.7%，二级医院为 13.6%。说明少数民族鼻咽癌患者大多选择到三级医院住院治疗。从住院年份来看，大部分分布在 2014—2019 年，每年占比为 13% ~ 17.5%；2020 年为 6.72%，约是其他年份的一半，原因之一是 2020 年各医院提交的数据不全。

4.2 医疗费用变化

本研究采用病案首页对广西鼻咽癌住院患者的 CPS 和 CPD 进行研究，所得结果更能反映实际情况。广西鼻咽癌住院患者的 CPS 呈下降趋势，从 2014 年初的 5 750 美元降至 2015 年初的 5 500 美元，随后在 2016 年初升至 5 750 美元，然后保持相对稳定，最后从 2019 年初开始下降，至 2020 年初 CPS 为 5 475 美元（图 4-1）。事实上，CPS 在 2014—2020 年保持相对稳定，在 5 400 ~ 5 750 美元之间波动。这与贵州报道的情况相似（CPS 约为 5 715.01 美元）。从患者的角度来看，CPD 也是一个非常重要的指标。在研究期间，CPD 略有增加，从 200 美元增至 240 美元。因此，从总体上看，广西鼻咽癌住院患者的医疗费用和医疗负担得到有效控制。

从不同级别医院来看，三级医院的 CPS 和 CPD 高于二级医院，主要是二级医院的综合诊疗能力低于三级医院。三级医院主要治疗疑难杂症和晚期鼻咽癌患者，可开展复杂、规范的放化疗治疗。

2014 年以来广西经济社会持续发展，但广西鼻咽癌住院费用（CPS 和 CPD）在 2014—2020 年间保持相对稳定，这与近年来中国及广西采取的一系列政策有关。首先是 2012 年中央政府鼓励使用基本药物，广西于 2015 年实施了这一政策。其次与调整医疗保险政策有关。柳州市于 2017 年 7 月实施基于 DRG 的医疗保险支付方式改革，并于 2019 年在全广西推广，促使医院按照规范的临床路径和合理用药的规定执行。因此，CPS、CPD 和平均住院日得到控制，同时医保年度总额预算也得到控制。最后，中国从 2019 年开始实行药品集中采购政策，2020 年开始实行医疗贵重耗材集中采购政策，大大降低了药品和医疗耗材的采购成本，这有助于减轻住院患者直接经济负担。

4.3 住院费用结构

医疗服务需要团队合作，包括医生、护士以及实验室、影像、病理学、药房和行政部门的工作人员。本研究主要考虑了 6 个组成部分：服务费、检查费、药费、操作费、非手术费（主要指放疗）和护理费用。

与前期研究一致，药费和检查费是患者住院费用的主要组成部分，约占 70%。其中，药费从 2014 年的 38% 降至 2020 年的 27%，检查费从 25% 增至 2020 年的 40%。这与四川和贵州的其他研究相似（2008—2015 年药费占比从 62.70% 降至 45.66%，检查费从 11.47% 降至 35.18%）。放射治疗仍然是鼻咽癌的主要治疗手段，本研究表明放疗费占 CPS 的 15%～18%，而在台湾，放疗费用占鼻咽癌患者总医疗费用的 48.0%。

4.4　自付费用比例

研究表明在 2014—2020 年间，广西鼻咽癌住院患者的自付费用比例在 36%～40% 之间波动，高于湖南的 20.11%，也高于中国政府要求的患者自付费用比例（不高于 30%），主要原因是一些来自其他城市的患者选择先个人支付，然后再从当地的保险机构获得报销。

4.5　平均住院日

平均住院日是衡量医院效率的重要指标，被用于计算 CPD。在本研究中，平均住院日从 32 天降至 23 天，与贵州的 22.44 天相近。

4.6　影响住院费用的相关因素

4.6.1　人口社会学因素

本研究表明，50 岁以上人群的 CPD 较低，80 岁以上人群的 CPS 较低。这意味着 CPS 与年龄的相关性较小，与本课题组前期对肺癌患者住院费用的研究结果一致。老年患者 CPS 较低，可能与当地的土葬传统有关，因为一些老年患者害怕在医院死亡后被送去火化，所以提前离开医院。

单身组的 CPD 低于已婚组，但两组的 CPS 无差异。这与早期关于肺癌住院费用研究显示单身组 CPS 和 CPD 较低并不完全相同。这可能是由于 EBV 筛查可在早期发现鼻咽癌，以及针对单身和已婚鼻咽癌患者的治疗方案比较成熟，费用差异不大。

从民族方面分析，壮族占广西人口的 33%。壮族鼻咽癌住院患者在二级医院和三级医院占比分别为 8.86% 和 12.14%。壮族患者占比较少（11.8%），且其 CPS 和 CPD 均低于汉族患者，这可能与壮族患者早发现早治疗有关，后续的相关性有必要开展进一步研究。

4.6.2　支付方式

中国有 11 种不同的医疗支付方式。与早期报告类似，新农合患者（主要是农民）占研究对象的很大一部分（约 36.76%）。新农合、公费医疗和自付费用患者的 CPS 和 CPD 均高于参照组（职工医保），这与早期关于肺癌和心血管疾病的相关研究结果不一致。这可能与最近几年中国开展医保百日攻坚行动、职工医保执行严格控费政策以及保险机构执行严格审查有关，因为这可能倒逼医生严格遵循临床路径、合理用药和合理检查。

4.6.3　职业

与前期报告类似，农民在所有患者中占比最大（54.08%）。与参照组（公务员）相比,学生、自由职业者、失业人员和其他人的 CPS 较低,学生和农民的 CPD 较低。其中一个原因可能是公务员的相关福利更好。

4.7 优势和局限

本研究具有以下三个优势。第一,研究人群来自欠发达的少数民族地区,分析该地区鼻咽癌住院患者的直接经济负担和影响因素,可为中国其他欠发达地区和少数民族地区提供参考。第二,使用大数据分析方法对广西 44 856 人次鼻咽癌患者的住院费用进行分析,结果具有代表性。第三,研究数据直接来自卫生行政部门,比传统调查数据更加客观可靠,避免调查过程中出现人为因素和数据不规范等问题。

同时,本研究也存在一定的局限性。第一,收集的病案首页数据主要用于医疗卫生管理,临床信息较少。因此,一些重要指标如病因、治疗方案、治疗结果的变量均未能收集。据报道,一些临床因素对鼻咽癌患者的医疗费用有显著影响,包括疾病不同分级或不同治疗方案、疾病严重程度,以及患者的精神和心理因素。第二,多学科治疗模式还可以有效降低医疗成本,缩短平均住院日。临终关怀也可以降低终末期鼻咽癌患者的住院费用。第三,病案首页只能反映患者住院期间的信息,无法获取患者出院后的信息。例如,由于无法确定中长期的临床结果和效益,有可能出现较低的住院费用但中长期临床结果较差的情况。第四,广西作为欠发达地区,在数据编码方面仍处于不断完善过程中。因此,各个医院的编码可能不同,在一定程度上影响了数据质量。

5　小结

本研究结果显示,自 2016 年以来,二级医院和三级医院的住院比例均有所下降,而三级医院鼻咽癌患者的医疗费用相对比较稳定。年龄、性别、民族、职业和支付方式可能会影响鼻咽癌患者的医疗费用。广西地区自付费用比例高于中国政府的相关要求。

基于大数据的研究分析,产生基于大数据的卫生经济学证据,将有助于相关部门进一步评估和调整现有政策并制定新政策。第一,广西政府为控制医疗费用所采取的早发现、早预防策略和措施是有效的。尤其是 EBV 筛查、少食咸鱼等措施应进一步加强,这可能有助于降低鼻咽癌发病率和死亡率。第二,应加强研究并实施降低自付费用比例的对策,因为这是人们认为看病贵的最直接也是最主要的原因。第三,壮族鼻咽癌住院患者的 CPS 和 CPD 较低,建议进一步研究壮族患者医疗问题,以确保他们享有与汉族患者同水平的医疗服务。

第5章
广西住院患者直接经济负担减负对策

实践结果表明，广西的医疗费用和住院患者直接经济负担得到了一定程度的控制，但是各类慢性病直接经济负担重仍然是普遍存在的问题。这不仅会对个人经济造成严重负担，而且随着医疗卫生费用在国民生产总值中比重的不断增大，对社会经济和社会稳定的影响也不容小觑。在这样的背景下，如何减轻广西住院患者直接经济负担更显重要性和紧迫性，也有其历史意义。笔者认为，若要推动广西住院患者直接经济负担减负，应当在制定与营造以预防为主的医疗卫生政策和环境的基础上，通过"三医联动"不断提升医疗卫生服务效率，从而实现降低医疗费用和住院患者直接经济负担的目标。

1 制定以预防为主的医疗卫生政策，营造良好环境

随着中国经济体制改革的不断深化和医疗卫生事业模式的逐渐转变，传统的医疗卫生政策受到了巨大的冲击，已经不能满足人民群众日益增长的医疗卫生服务需求，因此必须逐步制定和完善与市场经济相适应的新型医疗卫生政策。自新中国成立以来，党和政府对"预防为主"的卫生工作方针高度重视，习近平总书记也多次强调"坚决贯彻预防为主的卫生与健康工作方针"。实践证明，预防是最经济、最有效的健康策略，以预防为主可以有效减轻医疗经济负担。但在现有的卫生体系运行的过程中，以预防为主的方针并没有得到真正的贯彻落实。目前"重治疗、轻预防；重医药，轻卫生"的现象在中国医疗卫生领域表现仍然突出，这影响到人民群众的健康，加重了医疗成本，妨碍医疗卫生事业的发展，加重了经济负担。深入、有效地解决中国医疗卫生政策问题是一项系统工程，必须充分发挥政府的主导作用，发挥各方面的力量，全方位、多层次、宽领域地推进和做好这项工作。

1.1 政府将健康融入万策

目前，中国拥有全世界最大的肝炎、高血压、糖尿病、慢阻肺、肝癌、食管癌等患者人群，加上新冠肺炎疫情的暴发，疾病治疗成本愈发高昂，在传染性疾病和非传染性疾病的双重压力下，中国社会正背负着越来越重的疾病负担。党的十八大以来，以习近平同志为核心的党中央确立了人民健康优先发展的战略地位，作出"实施健康中国战略"的重大部署。2016年，在全国卫生与健康大会上，习近平总书记提出了"没有全民健康，

就没有全面小康"的重要论断。党中央、国务院印发了《"健康中国 2030"规划纲要》，健康中国建设成为国家战略。落实健康中国战略，更需贯彻一系列新理念、新思想，其中最具实践性，也尤为迫切的，是"健康融入万策"——这既是 WHO 提出并倡导且形成国际社会共识的卫生发展理念，更是中国政府面对新时期健康领域诸多挑战的现实抉择，是制定和完善国民健康政策体系的重要基础。

将"健康融入万策"理念的理论逻辑：健康的社会决定因素非常广泛，其他部门（如城市规划建设、交通、农业、教育、体育、就业等）的政策会对健康产生深刻的影响。要解决健康问题，需要各个部门制定有利于健康的政策，而不是仅靠卫生部门。"健康融入万策"的关键是卫生部门开展跨部门活动，与其他部门合作，共同制定政策，实施干预，形成"政府主导、多部门合作、民众参与、社会共治"的健康治理格局。

（1）切实树立"健康融入万策"的理念。实施健康中国战略，健康问题并不只是卫生部门的"专利"。要采取有效措施，使"健康融入万策"这一理念得到全方位的贯彻，这也是走好卫生与健康的必由之路。可拓宽宣传渠道，协同各相关职能部门，在线上和线下媒体开设健康宣传栏目，大力开展多种形式的宣传教育活动，大力宣传"健康融入万策"的目的和意义，营造浓厚氛围，进一步强化大健康意识，积极倡导健康理念，调动广大群众参与健康建设的积极性和主动性。同时，加强典型经验推广和交流学习，使相关部门充分认识到自身在健康建设治理中所承担的职责，保障推动各项任务落到实处，为深化健康融入所有政策工作营造良好的社会舆论环境。

（2）建立"健康融入万策"的组织机构。要加强领导机构和跨部门协调机制的建立，负责政策制定、管理、调整和推动。从国家层面出发，应建立基于顶层设计的跨部门委员会。该委员会可由相关政府部门人员、不同领域的学者及相关社会组织成员组成，负责对各领域、各部门的活动、政策等进行讨论，将健康元素纳入政策考虑，并可在国家层面授权的基础上进行督导、审查工作，为慢性病防控提供组织保障，促进不同利益相关部门充分参与。在多部门合作组织构建中，要充分考虑慢性非传染性疾病的防控需要，将疾病防控纳入行为、生物和社会决定危险因素相关的所有部门，实现将相关部门的力量整合、领导聚集，共同为实现组织目标而通力协作。

（3）建立完善"健康融入万策"的执行机制。通过立法、规划等形式来启动和推动"健康融入万策"的实施。例如在慢性病防控方面，从推进落实国家层面工作规划出发，将慢性病防控的阶段性项目与长期规划有机结合，促进慢性病综合防控的可持续开展。例如，国家卫计委等 15 个部门印发《中国慢性病防治工作规划（2012—2015 年）》，为中国多部门合作慢性病防控工作提供了依据。借鉴国际经验，针对慢性病规划开展防控项目，同时建立有效的监测评价指标体系，对策略实施的结构、过程和结果指标进行全面评价；建立考核问责机制，将各部门、各地方政府对项目的实施、人民健康的责任纳入其政绩考核指标体系。此外，借助规划落实，完善慢性病防治的部门合作机制，跟踪后续进程和决议的影响，综合考虑规划的可持续制定与发展，促进慢性病防控工作长期有效落实。

（4）加强"健康融入万策"的能力建设。尽管政府作为一个整体对其公民健康负有最终责任，但是各级卫生部门仍是推进"健康融入万策"的关键。要注重提高广西区内卫生部门能力，包括法律和政策监管的能力，与决策者、其他部门和社会成员交流和协作的能力，以及公共卫生方面的科研、数据获取和政策分析的能力等。同时，加强对健康评估评价相关工具的研究与开发。注重吸收媒体、社会团体、第三方组织等参与到政策讨论、监测、评估中，提高其政策参与能力。不同行业的机构和个人也要具备新的知识和技巧，以便更好地参与健康相关政策的制定与落实。

1.2　民众自觉关注个人健康

伴随工业化、城镇化的进程，环境恶化、人口老龄化的发展趋势导致人类疾病谱发生了重大改变，各种慢性病、亚健康的发生率不断上升。即使现代医学技术日新月异，对此也束手无策，致使医疗费用持续攀升。这一现状迫使人们重新回到"未病先防，预防为主"的医疗模式，因此当代全新的健康理念恰逢其时。要营造以预防为主的环境，离不开民众对个人健康的自觉关注。健康教育是提高民众对个人健康关注度最有效的方式之一，开展有效的健康教育是提高公民健康素养的必要手段，是防病于未然的重要途径。增强科学的健康理念，提升体能素质，提高民众生活质量。人们健康理念增强了，"小病大医、大病乱医"的现象会得到抑制，从而促进医疗资源的合理化配置，有利于解决"看病难、看病贵"等医疗卫生改革核心问题，促使医疗负担减轻，有利于社会主义和谐社会的建立。

（1）要完善健康教育管理机制。结合基本公共卫生服务相关内容，设立各级健康教育管理机构，专职负责辖区内的健康教育工作，协调促进机关、学校、医疗机构、企事业单位等各部门共同参与、协调配合，充分调动各基层单位的积极性和主动性，创造全民参与的健康教育环境。

（2）要合理利用资金提高健康教育能力建设。提高广大民众对健康教育的了解、加深民众的信任度并促使其自觉接受健康教育，进而达到使民众少生病、生小病甚至不生病的健康教育最终目标。要加强健康教育工作，必须有人力、物力的保障，也需要合理利用财力，以达到"花小钱，办民生大事"的效果。资金的投入包括对健康教育机构的设立和设施设备的配备完善、教育人员的专业能力培训、运行过程中所产生的各种费用等。相关经费需加强监管，让每一分钱都得到高效利用，做到人力、物力的合理利用。同时整合基本公共卫生服务经费以及相关补助资金，合力开展此项工作，才能实现"低投入、高收效"的目标。

（3）要加强健康理念的宣传工作。开展健康教育进社区、进乡村、进学校、进企业等活动，多地区、多渠道、形式多样地开展健康教育课堂，在各基层组织加强对相关疾病知识的宣传，使民众强化健康意识，加深对各类疾病症状的了解，提高防病意识。要宣传普及中医治未病理念。中医药巨著《黄帝内经》《神农本草经》《难经》《伤寒杂病论》是中医药学不朽的典籍，是中华民族中医药预防、养生、治未病的理论基石。历代医家在实践应用中加以丰富、整理、诠释、论证，成就了内容翔实、硕果累累、行之有效的健康养生理念。加强对中医治未病理念的科普宣传，以中医药治未病思想为基础，有利于民众了解自身的健康状况，树立正确的健康养生理念，摒弃负面、消极的饮食、作息方式，以养为主、治养结合、先养后治、固本培元、扶正祛邪。要建立和健全覆盖各层级、各部门、各社区、各企事业单位、特别是学校的健康教育网络，各行各业的健康教育骨干因地制宜、有的放矢地开展工作，真正做到横向到边、纵向到底，努力扩大工作覆盖面和影响力，调动群众参与的积极性，促进群众健康素养的提高。

（4）要提高民众的健康行动力。民众是健康促进的主要受益者和参与者。提高公民健康素养是国家战略目标，既是全社会的共同责任，也是每个公民的应尽义务，它与每个人都息息相关。因此，要动员广大群众积极参与其中，群策群力。健康素养是一种综合能力，理论只有与实践相结合才能充分发挥其作用，提高健康素养不能只注重理论知识学习，还要学用结合，落实到行动上。许多影响健康的疾病归根结底都是"生活方式病"，都是由不良生活方式造成的。慢性病的治疗必须与预防保健相结合，特别是与自我保健相结合，让患者实施自我的慢性病管理，从而对防治慢性病产生有利影响，发挥慢性病管理的积极作用。民众要提高健康素养，改变不良生活方式，摒弃健康陋习，崇尚低碳、环保、绿色的生活理念，践行"合理饮食、适量运动、戒烟限酒、心理平衡"四大健康准则，定期体检，从被动防病向主动防病转变，把健康生活的金钥匙牢牢掌握在自己手上，从而提高整个社会人群的健康水平，减轻相应的疾病经济负担。

2 通过"三医联动"提高医疗卫生服务效率

医疗卫生是构建和谐社会的重要因素之一，也是关乎百姓切身利益的重大问题之一。近年来，随着医疗体制的不断改革、医疗卫生相关政策的不断出台，中国广大人民群众的"看病难，看病贵"等问题已得到很大改善。但随着人口老龄化和流行病趋势的改变，中国医疗卫生服务体系仍面临严峻考验：慢性非传染性疾病呈井喷式增长，致病风险因素广泛流行，医疗服务供给侧结构性矛盾突出，医疗服务质量和安全监测有待改善。对此，中国应积极推进"三医联动"改革，强调医疗、医保与医药的联动改革，使"三医"领域的运行机制和治理主体的行动策略协调统一、相互支持，提高医药卫生体制改革的整体性、系统性和协调性，共同促进改革目标达成，进而提高医疗卫生服务效率。

2.1　提高医疗机构诊疗服务水平

医疗是根本，而医疗服务体系则是重要的供给侧，直接面向公众提供服务，是促进人民群众健康的主体和核心力量。如果忽视了医疗机构和医务人员的主体作用，不能发挥其积极性、创造性，不尊重医学和卫生事业的发展规律，"三医联动"就失去了根基，无论医保和医药怎么改，改革也无法顺利推进。在新形势下探索建立分级诊疗制度是提高医疗机构诊疗服务水平的有效举措，也是医疗卫生改革的重要内容之一。

2.1.1　提高三级医疗机构高质量服务水平

三级医疗机构作为卫生服务体系的支撑，拥有区域内优质医疗卫生资源，并向居民提供急、危、重症和疑难病症诊疗的高水平综合性或专科性医疗服务。要提高医疗机构的服务水平，必须做到精准施策，科学提高三级医疗机构高质量服务水平，同时减少对三级医疗服务的盲目需求和过度利用，从而减缓卫生费用的上涨速度和幅度，减轻疾病经济负担。

（1）要坚持政府主导，加大卫生资源投入。推动医疗服务高质量发展必须坚持政府主导，完善政府投入政策，构建长效投入机制，落实符合区域卫生规划的公立医院基本建设和设备购置、重点学科发展、人才培养、符合国家规定的离退休人员费用和政策性亏损补贴等投入政策。加大卫生资源投入有助于减轻医院运营成本压力，减少医院逐利冲动，回归公益性本质，优化医疗服务条件，为就诊患者提供高质量的医疗服务。要做好统筹规划，合理安排政府对公立医院投入，逐步提高政府卫生投入占经常性财政支出的比重和政府卫生投入占卫生总费用的比重，有效减轻居民个人基本医疗卫生费用负担。

（2）要提升三级医疗机构的医疗服务能力。在国家限制公立医院单体规模扩张的大背景下，医院应摒弃粗放管理、以量取胜的管理思路，针对区域内疾病发病特征，进一步优化学科结构，满足人民群众基本医疗服务需求。积极开展薪酬制度改革，以增加知识价值为导向进行分配，着力体现医务人员技术劳务价值，稳步提高医务人员薪酬水平。加强学科建设，提升医院核心竞争力。医院可根据自身特点，将部分有基础、有潜力的学科确定为扶持学科，重点打造，条件允许时积极申报"临床重点专科""精品特色专科"等项目，争取财政资金投入。医院要加强人才队伍培养和高层次医学人才的引进，鼓励开展特色技术，推广适宜技术，全面提升医院各个学科的专科实力和服务水平。医疗新技术是改善医疗服务的重要支撑，是提高医疗质量的基础，是提供更优质医疗服务的根本保障。医院应在做好新技术安全性、有效性论证的前提下，鼓励医务人员开展新技术的临床应用；医院可设立新技术基金，对新技术进行扶持和奖励，充分调动医务人员积极性。夯实医务人员业务能力，扎实做好医务人员多层次、常态化的业务能力培训，加大技术水平考核力度，确保医务人员的岗位胜任力。探索建立淘汰机制，业务能力不能胜任岗位需求的医务人员应及时调换岗位，避免向患者提供低质量、无效的医疗服务，提升患者就医体验和满意度。

（3）切实巩固医疗质量和安全。医疗质量与安全是医疗机构提供医疗服务的底线。医院应实施医疗质量安全核心制度路径化管理，加强对医务人员的培训、教育和考核，使核心制度真正融入诊疗活动中，保障医疗质量安全。医院应建立本机构全员参与、覆盖临床诊疗服务全过程的医疗质量管理与控制工作制度，及时发现医疗质量的薄弱环节，做到医疗质量持续改进。现阶段医院医疗风险、医患纠纷数量呈上升趋势，应在医疗安全风险防控上实现从"以经验管理为主"向"科学管理为主"的转变，有效缓解医患矛盾，提高患者就医满意度。完善投诉管理，做到医疗风险哨点预警和风险评估，提前介入，及时化解和妥善处理医疗纠纷。同时，要加强医德医风建设，增强医务人员使命感，提供高质量、有深度的医疗服务，构建和谐医患关系。

（4）创新医疗服务模式。医疗机构应运用新理念、新技术，创新医疗服务模式，使诊疗更加安全、就诊更加便利、沟通更加有效、体验更加舒适，有效提升住院患者就医满意度。推广多学科诊疗模式（MDT），患者就医过程由"一对多"向"多对一"的服务模式转变，节约患者诊治时间，向患者提供最优的诊疗方案。完善日间医疗服务，缓解"看病难""看病贵"的难题，充分发挥有限医疗资源的使用效益。围绕患者医疗服务需求，利用互联网信息技术扩展医疗服务空间和内容，突出全程管理、远程医疗及个性化慢性病管理等诊疗特色。利用互联网技术不断优化医疗服务流程，线上线下医疗服务相融合，不断提升医疗服务的品质。

2.1.2 提高基层医疗机构同质化服务水平

提高基层医疗机构的医疗服务水平，实现"大病不出县、小病不出乡"，降低患者就医成本，是中国医疗卫生改革的目标之一。基层医疗机构起到"医院守门人"的作用，推行基层医疗机构的首诊制，能够保证基层群众的小病、常见病都消化在基层医疗机构，从而促进医疗卫生资源的优化配置，提高医疗卫生资源的利用效率，合理控制医疗服务成本和提高医疗服务质量。因此，提高基层医疗机构的同质化服务水平是必由之路。

（1）要加大对基层卫生经费的投入。针对不同经济发展地区，制定不同的财政补偿政策，采取有力措施改善基层医疗机构的医疗环境、人员素质，推动基层医疗机构的医疗条件改善。在农村，加强县医院标准化建设，加快乡镇卫生院规范化建设步伐，推进乡村卫生机构一体化管理，继续巩固完善三级医疗卫生服务网络。在城市基层，重点加强社区卫生服务机构标准化建设，完善设施配套、科室设置、服务流程和规章制度。增强城乡基层医疗卫生机构服务能力，在软件建设上下更大功夫。进一步落实财政对基层医疗卫生机构运行的专项补助经费，完善财政对基层医疗卫生机构运行的补助政策，保障基本公共卫生服务经费，全面落实一般诊疗费医保支付政策。

（2）完善基层医疗机构人才制度。提高基层医疗机构的同质化服务水平，人才是关键。要完善基层卫生人才的引进、培养和考评的制度体系，提高基层医疗机构卫生人员的待遇，拓宽晋升渠道，在编制、职称晋升和业务学习上给予基层卫生人员相应优惠政策，大力提高人才吸引力度；充分利用继续教育、进修、县医院帮扶和规培等多种方式培养业务能力强的骨干，发挥骨干的团队领导和传帮带作用；同时，通过市招县用、县招乡用的人才招聘和使用模式，改善基层卫生人员数量不足和质量不高的情况，逐步建立起一支服务能力较强的医疗团队。

（3）构建基层医疗机构基本药物制度。对药物目录进行科学合理地增补和调整，采取切实有效的措施，完成基本药物的采购、保供工作，避免低价中标却无药配送、以高价药替代的现象发生。同时，也要加强对基层医务人员基本药物知识的培训，加大力度丰富宣传形式，增强群众对基本药物的认识和了解，引导群众形成合理用药的习惯。

（4）创新基层医疗机构服务模式。结合基层群众的特点，因地制宜开展符合基本政策的创新服务实践活动。如在乡镇卫生院开设有利于广大群众的各种专科，逐步推行全科医生团队服务，在村卫生室和乡镇卫生院或社区医疗服务中心对地域多发病、常见病特征等进行调查研究，开设特色防疫、治疗等，努力打造出具有自身特色的医疗品牌。

（5）加强医联体、医共体、医疗集团建设。中国长期存在医疗卫生资源配置不均衡、不合理问题，优质资源主要集中在三级医院，而基层医疗卫生机构在人员、技术和设施等方面资源较为有限。通过加强医联体、医共体、医疗集团建设，可以使医疗资源合理整合。一方面通过三级医院的优质资源下沉、上下贯通，带动基层医疗卫生机构服务能力和水平的提高，引导患者有序分流，缓解"看病难、看病贵"的社会难题；另一方面通过城乡之间医疗机构的合作和对口支援，起到促进医疗资源统筹的作用，提高基层群众对优质医疗服务的可及性。

（6）加强分级诊疗制度的实施。以基层首诊、双向转诊、急慢分治、上下联动为核心，根据区域卫生规划和各医疗卫生机构的功能定位，按照疾病的轻重缓急及治疗的难易程度进行分级，不同类型的医疗卫生机构承担不同类型疾病或疾病不同阶段的治疗。其中三级医疗机构提供针对疑难重症的诊疗服务，二级医疗机构提供一般不好治疗的、专科性强的疾病诊疗服务，基层医疗机构提供常见病的治疗与康复服务。因此需要政府制定相关政策，特别是提高医保对患者到基层机构就医报销比例，有序引导患者到基层医疗机构就医，实现首诊在基层，有效利用基层医疗卫生资源，提高医疗卫生服务体系的效率、公平性、可及性和可负担性。

2.2 提高医保支付水平

医疗保障是重要的社会保障，医保制度是社会公共服务制度的代表性内容之一。医保制度的建设水平、服务提供能力、保障性能力，都体现社会的公平程度与社会公共环境的建设水平。医保通过集中管理，统筹资金使用，并向医院支付参保对象的医疗费用。通过提高医保支付水平和支付效率，降低患者自付费用比例，在"三医联动"改革中发挥着基础性作用，是实现改革目标的重要抓手。

（1）健全医疗保险制度，建立多层次医疗保障体系。一方面，政府方面加强引导，从而促使社会保险立法工作有效实施。凯恩斯的国家干预、罗斯福的社会保障等理论表明，政府在该类型的立法中占据了重要的地位。中国目前与医疗保险体系有关的法律还不够全面，因此需要政府加强有关引导工作，加快医疗保险相关法律体系的有效完善。另一方面，加强医疗保险制度的建设，促使医疗水平得到有效保障，形成覆盖面广、层次多的社会医疗保障体系，从而促进医疗保险基金有效发展。除此之外，需要重视不同群体的社会保障情况，建立科学有效的调节机制，不断完善城乡居民医疗保险制度，建立覆盖面广、保基本、多层次、持续发展的医疗保障体系。

（2）大力推行 DRG 付费方式。医保支付方式改革一直是医疗卫生改革的重要内容，也是撬动"三医联动"改革的有力杠杆。2019 年以来，DRG 支付成为医保支付方式改革的重要抓手。DRG 支付是指按照同病、同治、同质、同价的原则，根据住院患者的病情严重程度、治疗方法的复杂程度、诊疗资源的消耗（成本）程度以及合并症、并发症、年龄、住院转归等因素，将患者分为若干的疾病诊断相关组，将治疗疾病所产生的医疗费用相近的患者划分到相同的诊断组进行管理。在 DRG 模式下，患者使用的药品、医用耗材和检查检验成为诊疗服务的成本，而不是医院获得收益的手段。DRG 支付方式实施后，能对医疗业务的规范起到很好的引导作用，对医院的运营也能起到指挥棒的作用，有助于提高医务人员的成本意识，减少过度诊疗、大检查、大处方等现象发生，进而促使医院提高运营效率、提高有限资源的使用效率。

（3）利用互联网技术建立大数据信息共享机制。近年来，"互联网＋医保"思路下的智慧医保发展理念深入人心，人们对医保大数据的认识、重视提升到新的高度。深入挖掘医保大数据价值，有助于推动大数据更好地服务人民群众、服务医保事业可持续发展、服务经济社会发展。统筹规划和充分整合医保信息系统，利用医保结算、医保支付方式改革、医保智能监控、大病补充保险等业务系统平台，强化医保内部统筹管理和外部协调配合，完善部门联动和数据共享工作机制，有力、有序、有效推进医保大数据建设。重视动态管理，增强数据采集的全面性、准确性、及时性；加强数据标准化管理服务，统一医保药品编码、医疗服务项目技术规范、完善临床路径等行业技术标准等。通过政府统一搭建的多部门数据共享平台和医保"一站式"结算服务平台，加强医保管理、公共卫生、医疗服务、药品耗材供应、招标采购、综合管理等方面数据的共享应用，推动对传染病及慢性病的监测和管控，合理配置医疗资源，促进医疗费用的有效控制。

（4）加强医疗保险基金预算管理和监督。设立科学合理的医疗保险基金结余率，较高的医疗保险基金结余率，会使参保患者的医疗待遇得不到提升，还会导致医保基金的使用效率低下，进而导致医保基金失去了互济的功能，在一定程度上使得参保患者承受更重的经济压力。适当提高报销比例。由于门诊及住院的起付线和最高额限，导致医疗费用的支付方式受到限制，因此社区医院门诊支付限额和住院起付标准应适当降低，并通过制定政策，促使轻症患者在社区就医，减小综合性医院的压力。这有利于实施分级诊疗制度，从而在一定程度上降低患者经济负担。

（5）积极发挥配套措施作用。外围配套措施与医疗保险支付方式改革之间息息相关，两者相辅相成。要严格落实医疗保险支付责任，完善区域性的医疗联合体系建设，推进分级诊疗制度，同时加强医疗保险相关制度建设，规范引导医疗转诊程序，使不同级别医院之间的转诊更加有序。在区域性的医联体之间，各级医院的权利和义务要明确，降低疾病诊断组受人为因素的影响。推动医药卫生体系改革和体制改革，使区域性的医疗费用和资源总量与当地医疗保险基金承受能力相协调。要提高医疗服务的透明度，医疗服务机构要受到社会的监督，定期向社会公开医疗项目费用和个人自费情况，接受人民群众的监督。

2.3　降低药品耗材等医疗成本

药品耗材、器械等是医疗服务的重要基础，为改善医疗卫生条件、提升保障水平提供了物质支持。药品、耗材领域改革是"三医联动"的突破口，从医药改革入手，规范药品生产和流通，降低药品耗材等医疗成本，可缓解群众看病贵的问题。具体应做到以下 5 点。

（1）完善药品耗材零加成相关政策。近年来，中国逐步取消药品耗材加成，从价格机制上切断医疗机构与耗材供应商的利益链，阻断药品耗材与医疗机构收入的联系，避免药品耗材过度使用、价格虚高等问题产生，破除医疗机构"以药补医"机制，减轻患者医疗负担。同时，药品耗材零加成政策的实施，也应进一步优化医疗服务项目价格，以实现"腾笼换鸟"的价格平移，更好地体现医务人员技术劳务价值。此外，应进一步规范并加强医疗行为监管，避免过度检查、过度手术现象发生，提升医疗质量和服务水平。

（2）完善药品耗材集中带量采购政策。集采通过压缩药品耗材的销售费用，能够有效减轻医保资金压力和患者经济负担。目前，中国药品耗材的集采工作正朝着常态化、制度化推进，但仍存在医疗机构补偿机制建设情况不明确、耗材招采规则和质量评价标准不统一等问题。因此，各相关部门应积极探索、不断改进，更好地发挥药品耗材集采政策的作用，推动解决药品耗材价格虚高问题，减轻群众医疗负担。

（3）建立完善的药品耗材费用控制体系。医疗卫生机构有关人员在采购药品时，在疗效同等的前提下，应优先选择价格较低的药品。积极推广医用信息管理系统和电子化管理模式，建立健全常见病和多发病的标准化治疗方案和方法，有效控制患者的治疗费用，预防和减少过度检查、过度开药等现象发生。积极建立医生绩效考核体系，认真监督医生在临床诊疗中的费用控制情况。

（4）建立严格的高值耗材使用审批制度。在保证医用耗材质量的前提下，通过招标竞争机制降低采购价格，中标耗材选用高、中、低三档；临床科室按医院制定的高、中、低档耗材的使用比例严控高值耗材使用量。严格控制临时急需申请数量，并对申请人的职称以及是否属于医院开展新技术、新项目必需品等进行规定，并对申请程序进行严格设置。明确进口、国产耗材使用比例，严格控制进口耗材使用。

（5）建立科学的用药评估制度。医院应对药费进行实时监测，对控费不理想的科室提出警示，采取相应的奖惩措施；对费用明显增长过高的药品实行停药或限用措施。对医务人员的用药要定期组织专家进行合理性认证，并将认证结果作为评价医生医德和技术水平的重要指标；开展药品使用点评制度，定期抽查一定量的处方进行药品使用点评，辅以必要的奖惩措施，对不合理的、超剂量的使用进行通报批评，以促使医务人员高度重视合理用药，减少过度治疗情况的发生，减轻医疗经济负担。

第6章
研究展望

1 研究概要

本研究回顾与探讨了疾病经济负担和医疗大数据相关理论，对比分析了传统方法与大数据方法研究疾病经济负担的异同，并运用大数据方法对广西心血管疾病、肺癌及鼻咽癌住院患者直接经济负担进行了定量分析。本研究为国内首次以大数据（约84万样本）为基础、运用高级回归模型（GAM、GLM和ctree）作为分析工具的疾病经济负担研究。

从住院费用时间变化趋势来看，3个实证研究的GAM模型均表明广西住院患者直接经济负担得到有效控制，但是患者个人支付比例较高，药费和检查费占比较大，医生和护理服务费占比太小。同时，GLM模型表明患者年龄、性别、民族、婚姻状况、职业、支付方式等因素对医疗服务的使用和医疗费用均有影响。ctree分析显示，死亡患者住院费用显著高于非死亡患者住院费用。

医疗大数据可以作为一个新的管理工具，对医疗卫生进行宏观和微观层面监测和分析，探讨医疗行业中存在的各种问题，引导不同主体根据分析结果采取不同的行动。从政府层面，可以充分利用医疗大数据研究的结果，掌握医疗服务费和医疗服务质量的发展趋势，结合国内外经验，调整或制定新的循证政策，如医保和医疗服务价格等相关政策，持续提高医疗服务的效率和公平性、可及性；医院和医生可以通过此类分析了解医疗费用、医疗服务质量和疾病发展趋势等，从而有的放矢进行医疗费用和医疗质量管理；患者也可以通过分析结果比较各医院的医疗费用和服务质量等，从而作出有利于自己的就医选择，做到理性就医，促进医患关系和谐发展。具体研究结果如下。

1.1 心血管疾病

在心血管疾病住院患者直接经济负担研究中，760 000份病案首页被纳入研究，涉及141所医院，包括39所三级医院、91所二级医院、6所一级医院和7所无级别医院。在所有住院患者中，男性占56.1%、女性占43.9%，60岁以上患者占69.1%。

（1）GAM分析表明，CPS在2013年上半年呈显著下降趋势，从年初的1 155美元降至年中的990美元，随后开始逐步升至1 040美元并保持相对稳定状态。CPD与CPS

趋势相似，从 2013 年初的 151 美元降至年中的 120 美元，随后经过稍微反弹后保持相对稳定。三级医院 CPS 约是二级医院的两倍，与总体 CPS 时间变化趋势相似。同时，手术相关费用在 2013—2014 年间呈增长趋势，然后趋于稳定状态。药费和检查费各约占 CPS 的三分之一，但是药费占比趋于下降。与医务人员劳动价值紧密相关的服务费和护理费占比相当小，不超过 5%。

（2）GLM 回归分析发现年龄、性别、婚姻状况、职业和支付方式显著影响 CPS 和 CPD（$P < 0.001$）。与汉族患者相比，壮族患者多选择在二级医院就诊，而壮族患者 CPS 略高于汉族患者（$P < 0.001$）。

（3）ctree 模型分析表明，二级医院和三级医院多数死亡组患者 CPS 和 CPD 均大幅高于非死亡组患者。急诊入院患者 CPS 和 CPD 在三级医院高于非急诊入院患者，而在二级医院无明显差异。二级医院职工医保患者 CPS 高于非职工医保患者。

1.2　肺癌

在肺癌住院患者直接经济负担研究中，按相关剔除标准处理后，将 34 678 份病案首页纳入研究，涉及 67 所医院，包括 25 所三级医院、40 所二级医院、3 所无级别医院。住院患者中，30.90% 为女性、69.10% 为男性，60 岁以上患者占比 70.78%。

（1）GAM 分析表明，CPS 在 2013 年至 2014 年初总体呈增长趋势，从 1 005 美元增至 1 625 美元，随后保持稳定。同样，CPD 从 150 美元增至 176 美元。三级医院 CPS、CPD 约是二级医院的两倍，与总体 CPS、CPD 时间变化趋势相似。在 2013—2014 年间外科患者 CPS 增长很快，从 1 700 美元增至 3 050 美元，后保持相对稳定。与心血管疾病住院患者相似，药费是患者住院费用的主要构成部分，占 CPS 的 40% 以上，但研究期限内从 47% 降至 30%。检查费约占 CPS 的 30%，且整个研究期限内保持较稳定。护理费、服务费和操作费占比较小，分别为 1.5%、4% 和 5%。

（2）GLM 回归分析发现，CPS 和 CPD 与性别无相关性。40 岁及以上的患者 CPD 随年龄增长而降低，但是 CPS 与年龄无关。单身组 CPD 和 CPS 均比已婚组低（$P < 0.05$）。壮族患者的 CPS 较汉族患者约少 65.7 美元，但 CPD 无显著差异。新农合患者 CPD 明显高于职工医保患者，而 CPS 明显低于职工医保患者。专业技术人员的 CPD 较公务员高（$P < 0.05$），CPS 也较高（$P < 0.01$）。

（3）ctree 模型分析表明，在二级和三级医院，大多数死亡组患者的 CPS 和 CPD 比非死亡组患者高。二级医院汉族患者 CPS 高于少数民族患者，农民患者 CPD 高于大多数其他职业组。

1.3　鼻咽癌

在鼻咽癌住院患者直接经济负担研究中，按相关剔除标准处理后，将 44 856 人次病案首页数据纳入研究，涉及 46 所医院，其中三级医院 42 432 人次（94.6%），二级医院 2 424 人次（5.4%）。在所有住院患者中，女性占比 26.71%，男性占比 73.29%。40 ～ < 60 岁住院患者占比 60.2%。

（1）GAM 分析表明，2014 年至 2015 年初，CPS 呈下降趋势，从 5 750 美元下降至 5 500 美元，之后逐渐上升至 2016 年初的 5 750 美元，然后保持相对稳定，最后从 2019 年初的 5 875 美元下降至 2020 年初的 5 475 美元。同样，CPD 从 200 美元增至 237 美元。

（2）GLM 回归分析发现，CPS 与性别无相关性（$P > 0.05$），CPD 与性别相关（$P < 0.05$）。50 岁以上人群的 CPD 较低，80 岁以上人群的 CPS 较低。单身组的 CPD 低于已婚组，但两组的 CPS 无显著差异。壮族鼻咽癌住院患者 CPS 和 CPD 均低于汉族患者。新农合、公费医保和自付费用患者的 CPS 和 CPD 均高于职工医保。与公务员相比，学生、自由职业者、失业人员和其他等人员的 CPS 较低，学生和农民组的 CPD 较低。

2　政策与建议

从三大类疾病住院患者直接经济负担结果来看，可以得出以下总体结论，并建议广西相关部门基于数据挖掘及数据可视化分析结果制定循证决策和政策。

2.1　费用相关问题

（1）广西的医疗费用、住院患者直接经济负担得到有效控制，特别是 2014 年以后，医疗费用处于相当稳定的状态，与媒体宣传的医疗费用过快上涨现象不一致。国家与地方相关控制医疗费用的政策取得了实效。建议有关部门可以从正面宣传此结论，促进和谐医患关系构建。

（2）患者个人支付比例较高，心血管疾病为 31.5%，肺癌为 41.27%，鼻咽癌为 36% ～ 40%，均高于中国政府要求的患者自付比例（不高于 30%）。这是患者感觉看病贵的最直接原因。因此，应加强医保管理，提高医保支付效率，降低患者自付比例。

（3）在住院患者直接经济负担中，药费和检查费占比较大；而体现医务人员服务价值的服务费和护理费占比相当小，不超过 5%。虽然经过几年的公立医院改革和医疗服务价格调整，但是这两部分费用占比在研究期间仍保持相当稳定。建议有关部门进行科学测算并适度提高医疗及护理服务费占比。

（4）患者住院医疗负担与年龄、性别、民族、婚姻状况、职业、支付方式和医院等级有关。

2.2　比较与建议

（1）加强民族区域医疗资源合理配置和使用。在少数民族聚集较多的地区，建议设置三级医院，提高少数民族人口的优质医疗服务可及性。同时，建立相关政策机制，鼓励汉族患者到一级、二级医院就医，合理使用三级医院医疗资源。

（2）农民与公务员医疗负担比较。农民患者在 3 个实证研究中均占很大部分。心血管疾病住院患者中农民占比 44.36%，且农民患者 CPS 和 CPD 均高于公务员组。肺癌住院患者中农民占 62.72%，其 CPS 低于公务员组。鼻咽癌住院患者中农民占 54.08%，其 CPD 低于公务员组。因此，应加强农民的健康管理意识，尽可能减轻农民的医疗负担。

（3）老年人医疗负担问题。研究显示，住院高发人群均为老年人，60 岁以上住院患者占比中心血管疾病为 69.1%，肺癌为 70.78%。建议加强养老院建设，并在养老院设置全科医生以承担一部分慢性病诊治工作，减少老年慢性病对稀缺医院资源的占用。

（4）死亡患者与非死亡患者医疗负担比较。二级医院死亡患者 CPS 和 CPD 均高于非死亡患者，三级医院死亡患者 CPD 大多高于非死亡患者。发达国家经验表明，临终关怀可以有效降低医疗费用。建议安排终末期癌症患者到临终关怀机构，提高有限医疗资源的使用效率。通过临终关怀机构为患者及其家属带去人文、人性关爱，在降低医疗负担的同时，促进和谐医患关系及和谐社会的构建。

（5）不同等级医院医疗费用比较。GAM 模型及 ctree 模型均显示，三级医院住院费用约为二级医院的两倍。且 ctree 模型显示，急诊入院患者的住院费用与非急诊入院患者住院费用总体上差异不大、死亡患者住院费用显著高于非死亡患者住院费用等现象在二级医院尤其突出，说明二级医院医疗服务能力有待提高、医疗行为有待规范。建议通过目前的医联体形式，在三级医院医生培训二级医院医生和远程会诊的基础上，加强临床路径等管理，进一步提高二级医院服务能力，并规范二级医院医疗行为和科学合理使用医疗资源及控制医疗费用。

广西作为中国与东盟国家合作交流的重要门户，也是中国重要的国际旅游和经贸合作区。广西在提高医疗服务质量的同时，保持医疗费用的稳定性及可支付性显得尤为重要，因为医疗在广西不仅是重要的民生工程，还可以提升广西及中国的国际形象。通过利用类似的大数据分析，广西政府及相关部门可以适时、动态监测医疗卫生服务现状，持续改善医疗服务质量和效率，打造真正以患者为中心的医疗服务模式和格局。

3 研究特色

大数据思维和分析技术的运用是本研究的主要特色。

（1）样本量大。采用大数据分析方法对广西 760 000 人次心血管疾病住院患者、34 678 人次肺癌住院患者及 44 856 人次鼻咽癌住院患者的病案首页进行住院患者直接经济负担研究。经文献研究得知，这是目前中国在疾病经济负担方面样本量最大的研究之一。

（2）数据客观可靠。研究数据直接来自卫生主管部门，比一般的调查数据更客观、可靠。

（3）研究结果具有代表性及可借鉴性。研究人群来自欠发达少数民族地区，深入分析其心血管疾病、肺癌及鼻咽癌住院患者直接经济负担及影响因素，可为中国其他欠发达地区和少数民族地区提供可借鉴的经验，也可为其他欠发达国家提供可借鉴的经验。

4　研究创新性

运用先进的统计方法及软件解决医疗卫生管理方面的问题是本研究主要的创新性。本研究为国内首次运用大数据，并在 R 语言下构建模型对住院患者直接经济负担进行分析的研究，可为广西政府提供循证决策依据。研究结果如果能够充分有效利用，也可以作为全国的典范。统计方法及软件先进性具体表现在以下 4 点。

（1）R 是一个强大的脚本语言。由美国 Fred Hutchinson 肿瘤研究所最先研发并运用的 R 语言，是新方式的领导者。R 能够很好地与 LaTex 文档发布系统整合，来自 R 的统计输出和图形可以嵌入到可出版级的文档中。在数据格式和数据处理方面具有强大的灵活性。

（2）在 R 语言下，GAM 模型用灵活简单的方法将医疗费用的时间动态趋势展示出来，显示出比 SPSS 等传统统计软件更详细、丰富的优越性。

（3）GLM 是一类广泛的模型，包括线性回归、方差分析、泊松回归、对数线性模型等。在统计分析时不要求响应变量的正态分布，链接的选择与随机分量的选择是分开的，因此在建模中具有更多的灵活性。在此基础上，本研究综合运用单因素和多因素分析方法，有效地分析了医疗费用的相关影响因素。

（4）ctree 更加细致地分析了数据的内涵，把各变量间的关系用可视化技术简明地展现出来，并对相关决策问题进行诊断。

本研究通过将这三大先进模型有机结合运用，在 R 语言下进行统计分析，较成功地解决了疾病经济负担研究的有关问题。

5　研究局限性

本研究的局限性主要是由于使用病案首页这一医疗管理大数据进行研究而造成的。

（1）病案首页是为了医疗卫生管理而收集的数据，因此，数据相对不够全面，一些重要的病因学相关变量没有收集，一些重要的临床信息如治疗方案、治疗过程和结果、是否感染、是否治愈、缓解还是无效等均不能捕捉到，而这些相关变量和临床信息都可能对住院费用造成影响。因此，本研究不可避免地受到病案首页收集临床信息不全面等局限性的影响。

（2）病案首页只能反映住院期间的患者信息，而患者出院后的信息不能捕捉，使长期临床结果和效益不能确定，导致可能以较差的中长期临床结局换取较少的住院费用。

（3）目前全国对疾病编码质量没有硬性要求，也没有系统地跟踪检查及改进。广西作为欠发达地区，在数据编码方面仍处于培训和改进过程中。因此，各医院的编码可能有出入，在一定程度上影响了数据质量。

6　未来研究方向

疾病负担研究目前仍受到数据深度及数据质量的局限性影响。如何突破现有的局限性，充分挖掘和利用病案首页等医疗大数据，使其为临床医疗和卫生决策服务，是未来研究的主要方向。

（1）通过费用分析对政策效果进行监测及预测。比如，未来可以收集更多有关医疗卫生改革及其他相关卫生政策的信息，如执行时间、内容、应用范围等，结合医疗管理大数据，采用费用分析模型（如 Markov 模型）进行精准管理或医疗负担预测分析。例如，对于每一批次县级公立医院改革的实施，收集从政策执行到费用变化分别需要多长时间、每一次改革都引起了哪些费用变化、从费用变化分析医院的应对策略等信息并进行分析，从而对未来相关政策的实施及其医疗费用变化进行预测。

（2）通过疾病发生的时空分析对疾病特别是罕见病进行管理。可以通过病案首页的患者住址信息和入院时间进行时空分析，识别某种疾病特别是少见或罕见病的多发地区及高发时段，从而进一步调查这些地区出现高发疾病的具体原因，确定其是否是由于地理原因、生活习惯、环境污染或是别的原因造成。

（3）通过病案首页数据对医疗费用和医疗质量进行纵向与横向比较。通过病案首页中的医疗费用、医疗质量方面的数据进行医院内及医院间的纵向和横向比较，协助政府相关部门及医院进行决策，同时也有利于患者就医决策。通过这样的比较，进一步促进医院内部医疗服务质量的提升及医疗费用的控制，以及促进广西整体医疗服务质量提升和医疗费用的控制。

（4）通过多方大数据研发临床决策支持系统。通过整合电子病历、实验室检查、影像检查、病理检查、公安人口信息系统、疾病控制中心相关信息等，对疾病诊断、辅助检查、临床用药及健康管理等决策提供支持。比如，患者到医院就诊，医生或护士询问患者基本情况及病史并输入电脑，系统便自动对该患者的诊断、辅助检查、临床用药提出建议，并把不同方案的医疗费用进行估算。如果把这样的临床决策支持系统应用到广大一级、二级医院，那么基层医院医疗服务能力则可大幅提升。当前分级诊疗工作面临的一大难题便是群众对基层医院医疗服务能力是否认可问题，因此，临床决策支持系统的应用将会使分级诊疗工作难题迎刃而解。

（5）规范的临床随访体系的建立及相关应用研究。为了更好地了解患者的治疗效果和预后情况，必须通过临床随访才能获得真实、系统的数据，这也弥补了病案首页缺少患者临床治疗信息和预后信息等不足。通过临床随访数据可以进行临床治疗的经济效益分析和患者预后分析，建立不同治疗方案的经济效益模型和患者预后预测模型，从而为行政政策或企业研发与生产以及临床治疗方案设计提供科学依据。

（6）基于多方大数据构建多点触发传染病预警系统。通过收集各级医院门诊及住院相关诊断信息以及药店售药信息、学校师生请假信息、互联网相关查询信息等构建多点触发传染病预警机制，提高重大传染病处置效率。

（7）大数据与小数据有机结合研究。虽然大数据量很大，但有的大数据包含的信息很有限，主要体现在信息广度或深度方面的局限性，且大数据的相关性强调的是相关关系而不是因果关系，不能深入分析问题出现的真正原因。因此，为了打造以患者为中心的医疗服务模式，在充分利用大数据的同时需结合传统调研方法以获取第一手资料，如患者真实生活背景、就医体验、满意度等，解释大数据所反映趋势后面的真正原因。

本研究表明患者自付比例较高，但本研究数据最晚收集至 2020 年，随着医保支付方式改革进一步深入，以及更多的新药和疗效好的药被纳入医保报销范围，患者支付比例可能进一步降低，这有待进一步研究。

面对当前人口老龄化、流行病学变化、慢性病和急性传染病共存及医疗卫生费用不断增长的多重挑战，科学有效利用医疗大数据开展疾病、健康与费用等相关研究并指导具体实践，具有重要历史性意义。在无法像一些发达国家那样建立起完善的人口健康网络的情况下，中国相关部门和人员应充分利用现有的病案首页数据、医保数据、电子病历数据等进行研究，辅助政府部门与医院进行医疗卫生管理决策和帮助医生进行临床决策。

参考文献

[1] EMANUEL E, TANDEN N, ALTMAN S, et al. A systemic approach to containing health care spending [J]. N Engl J Med, 2012, 367（10）: 949-954.

[2] FELDMAN B, MARTIN E M, SKOTNES T. Big data in healthcare hype and hope [J]. Dr. Bonnie, 2013（1）: 122-125.

[3] BLUMENTHAL D, HSIAO W. Lessons from the East—China's rapidly evolving health care system [J]. N Engl J Med, 2015, 372（14）: 1281-1285.

[4] DONG H, DUAN S, BOGG L, et al. The impact of expanded health system reform on governmental contributions and individual copayments in the new Chinese rural cooperative medical system [J]. Int J Health Plann Manage, 2016, 31（1）: 36-48.

[5] WRITING GROUP M, MOZAFFARIAN D, BENJAMIN E J, et al. Heart disease and stroke statistics-2016 update: a report from the American Heart Association [J]. Circulation, 2016, 133（4）: e38-360.

[6] HEIDENREICH P A, TROGDON J G, KHAVJOU O A, et al. Forecasting the future of cardiovascular disease in the United States: a policy statement from the American Heart Association [J]. Circulation, 2011, 123（8）: 933-944.

[7] LEAL J, LUENGO-FERNANDEZ R, GRAY A, et al. Economic burden of cardiovascular diseases in the enlarged European Union [J]. Eur Heart J, 2006, 27（13）: 1610-1619.

[8] World Health Organization. Noncommunicable diseases country profiles 2014 [EB/OL]. [2014-07-15] [2023-05-15]. https://scholar.harvard.edu/vincentjelani/publications/who-noncommunicable-diseases-country-profiles-2014.

[9] TORRE L A, BRAY F, SIEGEL R L, et al. Global cancer statistics, 2012 [J]. CA Cancer J Clin, 2015, 65（2）: 87-108.

[10] 中华人民共和国卫生部. 中国卫生统计年鉴 [M]. 北京: 中国协和医科大学出版社, 2010.

[11] CHEN W, ZHENG R, BAADE P D, et al. Cancer statistics in China, 2015 [J]. CA Cancer J CLIN, 2016, 66（2）: 115-132.

[12] EVANS W, WILL B, BERTHELOT J M, et al. The economics of lung cancer management in Canada [J]. Lung Cancer, 1996, 14（1）: 19-29.

[13] POMPEN M, GOK M, NOVAK A, et al. Direct costs associated with the disease management of patients with unresectable advanced non-small-cell lung cancer in the Netherlands [J]. Lung Cancer,

2009, 64（1）: 110–116.

[14] WEI K R, ZHENG R S, ZHANG S W, et al. Nasopharyngeal carcinoma incidence and mortality in China, 2013 [J]. Chin J Cancer, 2017, 36（1）: 90.

[15] RONG M H, LI Q L, CAO J, et al. Nasopharyngeal cancer incidence and mortality in Guangxi in 2013 [J]. Chinese Journal of Oncology Prevention and Treatment, 2017, 9（2）: 104–110.

[16] BRAY F, FERLAY J, SOERJOMATARAM I, et al. Global cancer statistics 2018: GLOBOCAN estimates of incidence and mortality worldwide for 36 cancers in 185 countries [J]. CA Cancer J Clin, 2018（68）: 394–424.

[17] TANG L L, CHEN W Q, XUE W Q, et al. Global trends in incidence and mortality of nasopharyngeal carcincoma [J]. Cancer Lett, 2016, 374（1）: 22–30.

[18] JIA W H, HUANG Q H, LIAO J, et al. Trends in incidence and mortality of nasopharyngeal carcinoma over a 20–25 year period（1978/1983–2002）in Sihui and Cangwu counties in southern China [J]. BMC Cancer, 2006, 6（1）: 178.

[19] XU C D, CAI P P, ZHANG Y H, et al. Results and analysis of expenditure on prevention and treatment for malignant tumor in China in 2010 [J]. Chinese Health Economics, 2014, 33（6）: 24–26.

[20] HE Y M, ZHANG G B, LIN H. Analysis of hospitalization expenses influence factors on patients with nasopharyngeal carcinoma [J]. Modern Hospital, 2011, 11（7）: 109–110.

[21] ROBERTS J A. Economic evaluation of health care: a survey [J]. Br J Prev Soc Med, 974, 28（3）: 210–216.

[22] PETTY W, GRAUNT J. The economic writings of Sir William Petty: together with the observations upon the bills of mortality, more probably by Captain John Graunt [M]. Cambridge: Cambridge University Press, 1986.

[23] RICE D P. Estimating the cost of illness [J]. Am J Public Health Nations Health, 1967, 57（3）: 424–440.

[24] HODGSON T A, MEINERS M R. Cost–of–illness methodology: a guide to current practices and procedures [J]. Milbank Mem Fund Q Health Soc, 1982, 60（3）: 429–462.

[25] RICE D. Cost–of–illness studies: fact or fiction？ [J]. Lancet, 1994, 344（8936）: 1519–1520.

[26] DOROTHY T A H, RICE P, ANDREA K. The economic costs of illness: a replication and update[J]. Health Care Financ Rev, 1985, 7（1）: 61–80.

[27] COOPER B S, RICE D P. The economic cost of illness revisited [J]. Soc Seeur Bull, 1976, 39（2）: 21–36.

[28] BYFORD S, TORGERSON D J, RAFTERY J. Economicnote: cost of illness studies [J]. BMJ, 2000, 320（7254）: 1335–1335.

[29] MALZBERG B. Mental illness and the economic value of a man [J]. Ment Hyg, 1950, 34（4）: 582–591.

[30] CLABAUGH G. WARD M M. Cost–of–illness studies in the United States: a systematic review of methodologies used for direct cost [J]. Value Health, 2008, 11（1）: 13–21.

[31] FEIN R. Economics of mental illness [J]. American Journal of the Medical Science, 1959,

238（3）：394.

[32] MUSHKIN S J. Health as an investment [J]. Journal of Political Economy，1962，70（5）：129–157.

[33] GERDTHAM U G，JÖNSSON B，MACFARLAN M，et al. The determinants of health expenditure in the OECD countries：a pooled data analysis [J]. Dev Health Econ Public Policy，1998（6），113–134.

[34] LEE B Y，BACON K M，BOTTAZZI M E，et al. Global economic burden of Chagas disease：a computational simulation model [J]. Lancet Infect Dis，2013，13（4）：342–348.

[35] WHITEFORD H A，DEGENHARDT L，REHM J，et al. Global burden of disease attributable to mental and substance use disorders：findings from the global burden of disease study 2010 [J]. Lancet，2013，382（9904）：1575–1586.

[36] WANG Y C，MCPHERSON K，MARSH T，et al. Health and economic burden of the projected obesity trends in the USA and the UK [J]. Lancet，2011，378（9793）：815–825.

[37] WELTE T，TORRES A，NATHWANI D. Clinical and economic burden of community–acquired pneumonia among adults in Europe [J]. Thorax，2012，67（1）：71–79.

[38] LUENGO–FERNANDEZ R，LEAL J，GRAY A，et al. Cost of cardiovascular diseases in the United Kingdom [J]. Heart，2006，92（10）：1384–1389.

[39] GERDTHAM U G，CLARKE P，HAYES A，et al. Estimating the cost of diabetes mellitus–related events from inpatient admissions in Sweden using administrative hospitalization data [J]. Pharmacoeconomics，2009，27（1）：81–90.

[40] SAHA S，GERDTHAM U G，JOHANSSON P. Economic evaluation of lifestyle interventions for preventing diabetes and cardiovascular diseases [J]. Int J Environ Res Public Health，2010，7（8）：3150–3195.

[41] NEWHOUSE J P. Medical care costs：how much welfare loss? [J]. J Econ Perspect，1992，6（3）：3–21.

[42] NEWHOUSE J P. Free for all?：lessons from the RAND health insurance experiment [M]. Cambridge：Harvard University Press，1993.

[43] CUTLER D M，MCCLELLAN M. Is technological change in medicine worth it? [J]. Health Aff（Millwood），2001，20（5）：11–29.

[44] DI MATTEO L. The macro determinants of health expenditure in the United States and Canada：assessing the impact of income，age distribution and time [J]. Health Policy，2005，71（1）：23–42.

[45] WEIL T P，Comparisons of medical technology in canadian，german，and us hospitals [J]. Hosp Health Serv Adm，1995，40（4）：524–33.

[46] 吕红亮，赵少峰，谢小萍，等 . 四川省 16 866 例肺癌患者住院费用影响因素分析 [J]. 中国循证医学杂志，2013，13（11）：1283–1287.

[47] 肖思 . 武汉市肺癌患者疾病经济负担及医疗保障制度对其影响研究 [D]. 武汉：华中科技大学，2010.

[48] 李蒙 . 2010–2013 年广西原发性肝癌经济负担的研究 [D]. 南宁：广西医科大学，2014.

[49] HENNESSY D A，FLANAGAN W M，TANUSEPUTRO P，et al. The population health model（POHEM）：an overview of rationale，methods and applications [J]. Popul Health Metr，2015

（13）：24.

[50] KANG S, KOH E S, VINOD S K, et al. Cost analysis of lung cancer management in South Western Sydney [J]. J Med Imaging Radiat Oncol, 2012, 56（2）: 235–241.

[51] CHOUAID C, MOLINIER L, COMBESCURE C, et al. Economics of the clinical management of lung cancer in France: an analysis using a Markov model [J]. Br J Cancer, 2004, 90（2）: 397–402.

[52] JAVANBAKHT M, MASHAYEKHI A, BARADARAN H R, et al. Projection of diabetes population size and associated economic burden through 2030 in Iran: evidence from micro–simulation markov model and bayesian meta–analysis [J]. PLoS One, 2015, 10（7）: e0132505.

[53] YOUNOSSI Z M, BLISSETT D, BLISSETT R, et al. The economic and clinical burden of nonalcoholic fatty liver disease in the United States and Europe [J]. Hepatology, 2016, 64（5）: 1577–1586.

[54] ALKIRE B C, SHRIME M G, Dare A J, et al. Global economic consequences of selected surgical diseases: a modelling study [J]. Lancet Global Health, 2015, 3（Suppl 2）: S21–S27.

[55] COHEN J W, MONHEIT A C, BEAUREGARD K M, et al. The medical expenditure panel survey: a national health information resource [J]. Inquiry, 1996, 33（4）: 373–389.

[56] SADATSAFAVI M, FITZGERALD M, MARRA C, et al. Costs and health outcomes associated with primaryvssecondary care after an asthma–related hospitalization: a population–based study [J]. Chest, 2013, 144（2）: 428–435.

[57] JO C. Cost–of–illness studies: concepts, scopes, and methods [J]. Clin Mol Hepatol, 2014, 20（4）: 327–337.

[58] STEWART S, JENKINS A, BUCHAN S, et al. The current cost of heart failure to the National Health Service in the UK [J]. Eur J Heart Fail, 2002, 4（3）: 361–371.

[59] TANGKA F K, TROGDON J G, RICHARDSON L C, et al. Cancer treatment cost in the United States: has the burden shifted over time? [J]. Cancer, 2010, 116（14）: 3477–3484.

[60] BURNER S T, Waldo D R, McKusick D R. National health expenditures projections through 2030 [J]. Health Care Financing Rev, 1992, 14（1）: 1.

[61] SARA K PASQUALI, JACOBS M L, HE X, et al. Variation in congenital heart surgery costs across hospitals [J]. Pediatrics, 2014, 133（3）: e553–560.

[62] ASARIA M, WALKER S, PALMER S, et al. Using electronic health records to predict costs and outcomes in stable coronary artery disease [J]. Heart, 2012, 102（10）: 755–762.

[63] AMBROSY A P, FONAROW G C, BUTLER J, et al. The global health and economic burden of hospitalizations for heart failure: lessons learned from hospitalized heart failure registries [J]. J Am Coll Cardiol, 2014, 63（12）: 1123–1133.

[64] COOK C, COLE G, ASARIA P, et al. The annual global economic burden of heart failure [J]. Int J Cardiol, 2014, 171（3）: 368–376.

[65] BERRY C, MURDOCH D R, MCMURRAY J J. Economics of chronic heart failure [J]. Eur J Heart Fail, 2001, 3（3）: 283–291.

[66] 叶任高, 陆再英. 内科学（6版）[M]. 北京: 人民卫生出版社, 2007: 274–299.

[67] 木胡牙提，何鹏义，马依彤. 3008 例哈萨克族心血管疾病住院患者调查分析 [J]. 临床心血管病杂志，2009，25（3）：227–230.

[68] 王薇，赵冬，刘静，等. 中国 35～64 岁人群心血管病危险因素与发病危险预测模型的前瞻性研究 [J]. 中华心血管病杂志，2003，31（12）：902–908.

[69] 罗伟，徐金汤，程晓署，等. 南昌地区 30 年来 12879 例住院成人心血管病构成比分析 [J]. 临床心血管病杂志，2003，19（3）：160–162.

[70] 张倩，赵冬，解武祥，等. 2007 至 2012 年北京市居民冠心病住院天数及住院费用变化趋势 [J]. 心肺血管病杂志，2016，35（2）：75–80，105.

[71] 徐力新，李丹，欧凡. 广东地区 19313 例心血管外科疾病患者住院费用及医保费用分析 [J]. 现代医院，2015，15（11）：121–124.

[72] 熊峻岭，李腊梅，邹郢. 某三甲医院 2010—2012 年心血管疾病住院费用分析 [J]. 解放军医院管理杂志，2013（12）：1126–1127.

[73] 钟绮玉，黄洁平. 心血管病患者平均住院日的影响因素与对策分析 [J]. 中国医学工程，2015，23（5）：134–135.

[74] 郭帅军，余小鸣，张芯，等. 大学生吸烟、饮酒等健康危险行为的聚集现象分析 [J]. 北京大学学报（医学版），2013，45（3）：382–386.

[75] 李波，朱展鹰，方正杰. 茂名市人群健康相关行为的调查 [J]. 中国热带医学，2006，6（8）：1513–1514.

[76] 孙欣欣，余正. 心血管疾病患者住院费用研究综述 [J]. 中国保健营养（下旬刊），2013，23（3）：1583–1584.

[77] 王玉霞，但秀娟. 医保与非医保心血管系统疾病患者住院费用影响因素分析 [J]. 感染、炎症、修复，2010，11（4）：231–233.

[78] ZHAO L P, YU G P, LIU H, et al. Control costs, enhance quality, and increase revenue in three top general public hospitals in Beijing, China [J]. PLoS One, 2013, 8（8）: e72166.

[79] MENG Q, XU L, ZHANG Y, et al. Trends in access to health services and financial protection in China between 2003 and 2011: a cross–sectional study [J]. Lancet, 2012, 379（9818）: 805–814.

[80] FERLAY J, STELIAROVA–FOUCHER E, LORTET–TIEULENT J, et al. Cancer incidence and mortality patterns in Europe: estimates for 40 countries in 2012 [J]. Eur J Cancer, 2013, 49（6）: 1374–1403.

[81] WOLSTENHOLME J, WHYNES D. The hospital costs of treating lung cancer in the United Kingdom [J]. Br J Cancer, 1999, 80（1–2）: 215–218.

[82] KUTIKOVA L. BOWMAN L, CHANG S, et al. The economic burden of lung cancer and the associated costs of treatment failure in the United States [J]. Lung Cancer, 2005, 50（2）: 143–154.

[83] MOLINIER L, COMBESCURE C, CHOUAÏD C, et al. Cost of lung cancer: a methodological review [J]. Pharmacoeconomics, 2006, 24（7）: 651–659.

[84] MOHAGHEGHI M A, MOUSAVI–JARRAHI Y, MOSAVI–JARRAHI A. Cost of care for lung cancer in the first year after diagnosis in Iran [J]. Asian Pac J Cancer Prev, 2011, 12（4）: 1013–1015.

[85] LUENGO–FERNANDEZ R, LEAL J, GRAY A, et al. Economic burden of cancer across the European Union: a population–based cost analysis [J]. Lancet Oncol, 2013, 14（12）: 1165–

1174.

[86] HILLNER B E, MCDONALD M K, DESCH C E, et al. Costs of care associated with non-small-cell lung cancer in a commercially insured cohort [J]. J Clin Oncol, 1998, 16（4）: 1420-1424.

[87] FIREMAN B H, QUESENBERRY C P, SOMKIN C P, et al. Cost of care for cancer in a health maintenance organization [J]. Health Care Financing Rev, 1997, 18（4）: 51-76.

[88] MCGUIRE A, MARTIN M, LENZ C, et al. Treatment cost of non-small cell lung cancer in three European countries : comparisons across France, Germany, and England using administrative databases [J]. J Med Econ, 2015, 18（7）: 525-532.

[89] PALACIO NEBREDA N M, DE MIGUEL-DIEZ J, VILLEGAS F F, et al. Trends in the incidence of lung cancer hospitalizations in spain, 2001-2011 [J]. Arch Bronconeumol, 2016, 52（8）: 411-419.

[90] LI TSAI-YUN, HSIEH J-S, LEE KING-TEH, et al. Cost trend analysis of initial cancer treatment in Taiwan [J]. PLOS One, 2014, 9（10）: 1-11.

[91] 尚朗. 肺癌住院患者直接经济负担及影响因素研究 [D]. 济南: 山东大学, 2013.

[92] SUN C Y, Factor analysis of lung cancer hospitalization expenses [J]. Chongqing Medical Journal, 2015（28）: 4005-4007.

[93] ZHOU C H, ZHANG L J, XIONG H C, et al. A retrospective survey and analysis of hospitalization expenses and related factors of lung cancer in cancer hospitals [J]. Chinese Hospital Management, 2010, 30（7）: 37-40.

[94] 许汝言, 彭红, 叶露. 上海市肺癌患者直接疾病经济负担影响因素研究 [J]. 中国卫生经济, 2015, 34（8）: 74-77.

[95] 顾勇燕. 沪籍肺癌患者流行病学特征及经济负担研究 [D]. 上海: 复旦大学, 2013.

[96] 陈淑婷. 肺癌病人经济负担及生命质量研究 [D]. 合肥: 安徽医科大学, 2016.

[97] YU T Z, HE Z, ZHOU Q H, et al. Analysis of the factors influencing lung cancer hospitalization expenses using data mining [J]. Thorac Cancer, 2015, 6（3）: 338-345.

[98] ZHOU L F, ZHANG M X, KONG L Q, et al. Assessment of potential factors associating with costs of hospitalizing cardiovascular diseases in 141 hospitals in Guangxi, China [J]. PLoS One, 2017, 12（3）: e0173451.

[99] YANG Y T, ZHAO R, XIANG Y J. Study of the impacts of global budget on service efficiency and costs of hospital services in Shanghai [J]. Chinese J Hosp Admin, 2015, 31（4）: 271-275.

[100] WOOLHANDLER S, CAMPBELL T, HIMMELSTEIN D U. Costs of health care administration in the United States and Canada [J]. N Eng I J Med, 2003, 349（25）: 768-775.

[101] 杨朔, 李育, 胡剑. 药品集采结余留用政策相关指标分析 [J]. 中国医保, 2022（3）: 68-70.

[102] 陆充, 孟祥辉, 张璐璐. 医疗机构高值医用耗材集采与管理探讨 [J]. 医院管理论坛, 2022, 39（2）: 14-17.

[103] LIANG L, HU J P, HE D M. New grey correlation analysis on the average hospitalization expenses per time of 1408 cases of medical treatment of nasopharyngeal carcinoma [J]. Chinese Medical Record, 2018, 19（11）: 41-45.

[104] LU J J, COOPER J S, LEE A W M. et al. Nasopharyngeal cancer: multidisciplinary management [J].

Baillières Clinical Obstetrics & Gynaecology, 2010, 7（1）: 219–236.

[105] LARG A, MOSS J R. Cost-of-illness studies a guide to critical evaluation [J]. Pharmaco Economics, 2011, 29（8）: 653–671.

[106] TOMPKINS C P, ALTMAN S H, EILAT E. The precarious pricing system for hospital services [J]. Health Aff（Millwood）, 2006, 25（1）: 45–56.

[107] KOOPMANSCHAP A, RVTTEN F F, VAN INEVELD B, et al. The friction cost method for measuring indirect cost of disease [J]. J Health Econ, 1995, 14（2）: 171–189.

[108] JOHAHNESSON M. The willingness to pay for health changes, the human-capital approach and the external costs [J]. Health Policy, 1996, 36（3）: 231–244.

[109] LANDEFELD S E JS, SESKIM E P. The economic value of life : linking theory to practice [J]. Am J public Health, 1982, 72（6）: 555–566.

[110] VERSTAPPEN S M, BOONEN A, VERKLEIJ H, et al. Productivity costs among patients with rheumatoid arthritis : the influence of methods and sources to value loss of productivity [J]. Ann Rheum Dis, 2005, 64（12）: 1754–1760.

[111] BROUWER W, RUTTEN F. Productivity losses without absence : measurement validation and empirical evidence [J]. Health Policy, 1999, 48（1）: 13–27.

[112] TARRICONE R. Cost-of-illness analysis. What room in health economics [J]. Health Policy, 2006, 77（1）: 51–63.

[113] HANSEN F, ANELL A, GERDTHAM U-G, et al. The future of health economics : the potential of behavioral and experimental economics [J]. Nordic Journal of Health Economics, 2015, 3（1）: 68–86.

[114] ROSKI J, BO-LINN G W, ANDREWS T A. Creating value in health care through big data : opportunities and policy implications [J]. Health Aff（Millwood）, 2014, 33（7）: 1115–1122.

[115] RAGHUPATHI W, RAGHUPATHI V. Big data analytics in healthcare : promise and potential [J]. Health Inf Sci Syst, 2014（2）: 3.

[116] LIN Y, BROWN R, YANG H, et al. Data mining large-scale electronic health records for clinical support [J]. IEEE Intelligent Systems, 2011（26）: 87–90.

[117] IQBAL U, HSU C K, NGUYEN P A, et al. Cancer-disease associations : a visualization and animation through medical big data [J]. Comput Methods Programs Biomed, 2016（127）: 44–51.

[118] MANYIKA J, CHUI M, BROWN B, et al. Big data: the next frontier for innovation, competition, and productivity [R]. Mc Kinsey & Company, 2011.

[119] JENSEN P B, JENSEN L J, BRUNAK S. Mining electronic health records: towards better research applications and clinical care [J]. Nat Rev Genet, 2012, 13（6）: 395–405.

[120] MCAFEE A, BRYNJOLFSSON E, et al. Big data, the management revolution [J]. Harvard Bus Rev, 2012, 90（10）: 61–67.

[121] ISSA N T, BYERS S W, DAKSHANAMURTHY S. Big data : the next frontier for innovation in therapeutics and healthcare [J]. Expert Rev Clin Pharmacd, 2014, 7（3）: 293–298.

[122] SCITOVSKY A A. Estimating the direct costs of illness [J]. Milbank Mem Fund Q Health Soc, 1982, 60（3）: 463–491.

[123] GIBSON R M，WALDO D R. National health expenditures，1980 [J]. Health Care Financ Rev，1981，3（1）：1–54.

[124] 程晓明. 卫生经济学 [M]. 北京：人民卫生出版社，2012.

[125] KHAN J，GERDTHAM U–G，JANSSON B. Effects of macroeconomic trends on social security spending due to sickness and disability [J]. Am J Public Health，2004，94（11）：2004–2009.

[126] GBESEMETE K P，GERDTHAM U–G. Determinants of health care expenditure in Africa：a cross–sectional study [J]. World Development，1992，20（2）：303–308.

[127] GERDTHAM U G，SUNDBERG G. Redistributive effects of the swedish health care financing [J]. Int J Health Plann Manage，1998，13（4）：289–306.

[128] KRINGOS D S，BOERMA W G，VAN DER ZEE J，et al. Political，cultural and economic foundations of primary care in Europe [J]. Soc Sci Med，2013（99）：9–17.

[129] GOETZEL R Z，PEI X，TABRIZI M J，et al. Ten modifiable health risk factors are linked to more than one–fifth of Employer–employee health care spending [J]. Health Aff（Millwood），2012，31（11）：2474–2484.

[130] MOLINIER L，COMBESCURE C，CHOUAÏD C，et al. Cost of lung cancer a methodological review [J]. Pharmaco Economics，2006，24（7）：651.

[131] MALZBERG B. Mental illness and the economic value of a man [J]. Ment Hyg，1950，34（4）：582–591.

[132] ROSKI J，BO–LINN G W，ANDREWS T A. Creating value in health care through big data：opportunities and policy implications [J]. Health Aff（Millwood），2014，33（7）：1115–1122.

[133] RAGHUPATHI W，RAGHUPATHI V. Big data analytics in healthcare：promise and potential [J]. Health Inf Sci Syst，2014（2）：3.

[134] HOTHORN T，HORNIK K，VAN DE WIEL M A，et al. A lego system for conditional inference [J]. The American Statistician，2006，60（3）：257–263.

[135] STRASSER H，WEBER C. On the asymptotic theory of permutation statistics [J]. Mathematical Methods of Statistics，1970，8（2）：220–250.

[136] BRADFORD J P，KUNZ C，KOHAVI R，et al. Pruning decision trees with misclassification costs [J]. ACM，1998，13（4）：131–136.

[137] KÖNIG H–H，LEICHT H，BICKEL H，et al. Effects of multiple chronic conditions on health care costs an analysis based on an advanced tree–based regression model [J]. BMC Health Serv Res，2013（13）：219.

[138] DRUMMOND M F，SCULPHER M J，CLAXTON K，et al. Methods for the economic evaluation of health care programmes [M]. Hew York：Oxford University Press，2015.

[139] VARIAN H R. Big data：new tricks for econometrics [J]. Journal of Economic Perspectives，2014，28（2）：3–28.

[140] SO E S，CHIN Y R，LEE I S. Relationship between health–related behavioral and psychological factors and cardiovascular and cerebrovascular diseases comorbidity among Korean adults with diabetes [J]. Asian Nursing Research，2011，5（4）：204–209.

[141] LI C，YU X，BUTLER J R，et al. Moving towards universal health insurance in China：

performance，issues and lessons from Thailand [J]. Soc Sci Med，2011，73（3）：359–366.

[142] TUTZ G. Regression for categorical data [M]. Cambridge：Cambridge University Press，2011.

[143] BREIMAN L Random forests [J]. Machine Learning，2001，45（1）：5–32.

[144] STROBL C，BOULESTEIX A–L，KNEIB T，et al. Conditional variable importance for random forests [J]. BMC Bioinformatics，2008（9）：307.

[145] BLECKER S，PAUL M，TAKSLER G，et al. Heart failure–associated hospitalizations in the United States [J]. J Am Coll Cardiol，2013，60（12）：1259–1267.

[146] IZADNEGAHDAR M，SINGER J，LEE M K，et al. Do younger women fare worse? Sex differences in acute myocardial infarction hospitalization and early mortality rates over ten years [J]. J Womens Health（Larchmt），2014，23（1）：10–17.

[147] KOOPMAN C，BOTS M L，VAN DIS I，et al. Shifts in the age distribution and from acute to chronic coronary heart disease hospitalizations [J]. Eur J Prev Cardiol，2016，23（2）：170–177.

[148] DALEN J E，ALPERT J S，GOLDBERG R J，et al. The epidemic of the 20（th）century：coronary heart disease [J]. Am J Med，2014，127（9）：807–812.

[149] PATEL N J，DESHMUKH A，PANT S，et al. Contemporary trends of hospitalization for atrial fibrillation in the United States，2000 through 2010：implications for healthcare planning [J]. Circulation，2014，129（23）：2371–2379.

[150] 高淑兰，刘威，潘颖丽. 临床路径对心血管介入治疗患者住院时间、费用及护理满意度影响的 Meta 分析 [J]. 中国医学工程，2013，21（8）：133–134.

[151] WOOLHANDLER S，CAMPBELL T，HIMMELSTEIN D U. Costs of health care administration in the United States and Canada [J]. N Engl J Med，2003，349（8）：768–775.

[152] KAPLAN R S，PORTER M E. How to solve the cost crisis in health care [J]. Harv Bus Rev，2011，89（9）：46–52，54，56–61.

[153] GU D，GUPTA A，MUNTNER P，et al. Prevalence of cardiovascular disease risk factor clustering among the adult population of China results from the international collaborative study of cardiovascular disease in Asia（InterAsia）[J]. Circulation，2005，112（5）：658–665.

[154] CHEN J，NORMAND S–L T，WANG Y，et al. National and regional trends in heart failure hospitalization and mortality rates for medicare beneficiaries，1998–2008 [J]. JAMA，2011，306（5）：1669–1678.

[155] GUO S J，YU X M，ZHAHG X，et al. Cluster analysis of smoking，alcohol drinking and other health risk behaviors in undergraduate students [J]. Beijing Da Xue Xue Bao Yi Xue Ban，2013，45（3）：382–386.

[156] 易光兆，罗素新，周泓羽，等. 10308 例心血管病住院患者病因及死因构成分析 [J]. 重庆医科大学学报，2013，38（11）：1378–1381.

[157] KLENK J，KEIL U，JAENSCH A，et al. Changes in life expectancy 1950–2010：contributions from age–and disease–specific mortality in selected countries [J]. Popul Health Metr，2016（14）：20.

[158] SEKHRI N，SAVEDOFF W. Private health insurance：implications for developing countries [J]. Bull World Health Organ，2005，83（2）：127–134.

[159] YAO X, XIE J L, ZOU L-A. Analysis on hospitalization costs among PCI operation patients with coronary heart disease under different medical [J]. Chinese Health Economics，2015，34（9）：31-34.

[160] 孙欣欣，余正．心血管疾病住院费用影响因素分析 [J]. 现代商贸工业，2013（7）：132-134.

[161] ZHANG Q, ZHANG D, XIE W X, et al. Trends in length of hospital stay and in-hospital cost for coronary heart disease from 2007 to 2012 in Beijing [J]. Journal of Cardiovascular & Pulmonary Diseases，2016，35（2）：75-80.

[162] AMBROSY A P, FONAROW G C, BUTLER J, et al. The global health and economic burden of hospitalizations for heart failure：lessons learned from hospitalized heart failure registries [J]. J Am Coll Cardiol，2014，63（12）：1123-1133.

[163] STONE P W. Economic burden of healthcare-associated infections：an American perspective [J]. Expert Rev Pharmacoecon Outcomes Res，2009，9（5）：417-422.

[164] WOLSTENHOLME J, WHYNES D. The hospital costs of treating lung cancer in the United Kingdom [J]. Br J Cancer. 1999，80（1-2）：215-218.

[165] 吴安华，郭燕红，文细毛，等．2012 年全国医院感染现患率与横断面抗菌药物使用率调查报告 [J]. 中国感染控制杂志，2014，13（1）：8-15.

[166] 武迎宏，陈洁，刘荣，等．边际分析法评估医院获得性感染经济负担 [J]. 中国预防医学杂志，2014，13（4）：320-322.

[167] XU R Y, PEHG H, LU Y E. Study on impact factors of direct economic burden on patients with lung cancer in Shanghai [J]. Chinese Health Economics，2015，34（8）：74-77.

[168] MCGUIRE A, MARTIN M, LENZ C, et al. Treatment cost of non-small cell lung cancer in three European countries：comparisons across France，Germany，and England using administrative databases [J]. J Med Econ，2015，18（7）：525-532.

[169] KUTIKOVA L, BOWMAN L, CHANG S, et al. The economic burden of lung cancer and the associated costs of treatment failure in the United States [J]. Lung Cancer，2005，50（2）：143-154.

[170] SHORT P F, MORAN J R, PUNEKARR. Medical expenditures of adult cancer survivors aged < 65 years in the United States [J]. Cancer，2011，117（12）：2791-2800.

[171] ZHAO D, HE S, ZHANG R, et al. Analysis on commercial health insurance among stakeholders in China [J]. Health Economics Research，2015（5）：37-39.

[172] ZHOU H P, ZHOU H Y, LI S F, et al. Study on equivalent value of rural main cancer treatment costs [J]. Chinese Health Economics，2013，32（11）：67-68.

[173] WANG M, W Y Y, GUO B, et al. Status Quo and issues of direct inpatient cost of lung carcinoma in China [J]. Chinese Health Economics，2007（6）：59-62.

[174] WU L X, QI L, LI Y. Challenges faced by young Chinese doctors [J]. Lancet，2016，387（10028）：1617.

[175] LIEN S S, KOSIK R O, FAN A P, et al. 10-year trends in the production and attrition of Chinese medical graduates：an analysis of nationwide data [J]. Lancet，2016，388（1）：S11.

[176] DONG P, MAO A Y, QIU W Q, et al. Retrospective analysis of six kinds of cancers' costs in

Beijing City [J]. Chinese Hospital Management，2015，35（5）：35-37.

[177] BEKELMAN J E，HALPERN S D，BLANKART C R，et al. International consortium for end-of-life，comparison of site of death，health care utilization，and hospital expenditures for patients dying with cancer in 7 developed countries [J]. JAMA，2016，315（3）：272-283.

[178] KIM S J，HAN K T，KIM T H，et al. Does hospital need more hospice beds? Hospital charges and length of stays by lung cancer inpatients at their end of life：a retrospective cohort design of 2002-2012 [J]. Palliat Med，2015，29（9）：808-816.

[179] POPULATION C O，COUNCIL N R. Rapid population change in China，1952-1982 [M]. Washington：the National Academies Press，1984.

[180] WANG B Y，HUANG J Y，KO J L，et al. A population-based cost analysis of thoracoscopic versus open lobectomy in primarylung cancer [J]. Ann Surg Oncol，2016，23（6）：2094-2098.

[181] MITERA G，SWAMINATH A，RUDOLER D，et al. Cost-effectiveness analysis comparing conventional versus stereotactic body radiotherapy for surgically ineligible stage I non-small-cell lung cancer [J]. J Oncol Pract，2014，10（3）：e130-136.

[182] VERA-LLONCH M，WEYCKER D，GLASS A，et al. Healthcare costs in patients with metastatic lung cancer receiving chemotherapy [J]. BMC Health Serv Res，2011（11）：305.

[183] MAHE I，MAYEUR D，KRAKOWSKI I. Management of venous thromboembolism in cancer patients：the economic burden of hospitalizations [J]. Support Care Cancer，2016，24（10）：4105-4112.

[184] HAN X，LIN C C，LI C，et al. Association between serious psychological distress and health care use and expenditures by cancer history [J]. Cancer，2015，12（4）：614-622.

[185] BILGIN B C，S K，AKIN T，et al. Factors influencing cost，length of hospital stay and mortality in colorectal cancer [J]. J BUON，2015，20（4）：1023-1029.

[186] 陈丽梅. 广西某三甲医院鼻咽癌患者住院费用及影响因素分析 [D]. 南宁：广西医科大学，2015.

[187] LIN Y-H. Utilisation and expenditure of radiotherapy among nasopharyngeal cancer patients in Taiwan [J]. Clin Otolargngol，2015，40（6）：737-743.

[188] MO X K，SUN Z Q，LIU X L，et al. Study on out-of-pocket expenditure and related factors among cancer inpatients with Hunan Provincial Urban Employee Basic Medical Insurance [J]. Zhong Nan Da Xue Xue Bao Yi Xue Ban，2016，41（5）：520-526.

[189] ZHOU L F，ZHANG M X，KONG L Q，et al. Costs，trends，and related factors in treating lung cancer patients in 67 hospitals in Guangxi，China [J]. Cancer Invest，2017，35（5）：345-357.

[190] JIA W H，LUO X Y，FENG B J，et al. Traditional Cantonese diet and nasopharyngeal carcinoma risk：a large-scale case-control study in Guangdong，China [J]. BMC Cancer，2010，10（1）：446.

[191] TANG L L，CHEN W Q，XUE W Q，et al. Global trends in incidence and mortality of nasopharyngeal carcinoma [J]. Cancer Lett，2016，374（1）：22-30.

[192] 习近平. 全面提高依法防控依法治理能力健全国家公共卫生应急管理体系 [J]. 求是，2020（5）：4-8.

[193] World Heath Organzation. Health in all policies ： framework for country action[EB/OL].（2014–01–12）[2016–10–30]. http：//www. who. inh/healthpromotion/frameworkforcountryaction. en/.

[194] GREER S L，LILLVIS D F. 超越领导力：卫生政策协调的政治策略 [J]. 中国卫生政策研究，2014（9）：79–85.

[195] SHANKARDASS K，RENAHY E，MUNTANER C，et al. 加强"将健康融入所有政策"的实施：基于现实主义的解释性案例研究 [J]. 中国卫生政策研究，2015，8（3）：72–81.

[196] 胡琳琳. 将健康融入所有政策：理念、国际经验与启示 [J]. 行政管理改革，2017（3）：64–67.

[197] 张艳春，秦江梅. 将健康融入所有政策视角下慢性病防控的挑战与对策：基于我国健康城市的典型调查 [J]. 中国卫生政策研究，2014，7（1）：65–69.

[198] 蔡万华，陈瑜. 强化健康教育"知信行"提高公民健康素养 [J]. 中国卫生事业管理，2015，32（2）：158–159，2.

[199] 李岩，郭锋，翟铁民，等. 公立医院政府投入现状及对策分析 [J]. 卫生经济研究，2018（6）：19–21，25.

[200] 李一陵. 新理念新技术助推医疗服务完善 [J]. 中国人才卫生，2018（1）：14–15.

[201] 张潇，曹秀云，王玉华，等. 以不良事件报告制度为例探讨医疗质量核心制度路径化管理 [J]. 中华医院管理杂志，2018，34（4）：296–299.

[202] 元瑾. 分级诊疗政策下提高基层医疗机构的医疗服务水平 [J]. 中国卫生标准管理，2018，9（16）：13–15.

[203] 方鹏骞，蒋帅，杨兴怡，等. 我国分级诊疗制度实施的关键问题与对策探讨 [J]. 中国医院管理，2016，36（11）：1–3.

[204] 仇雨临，王昭茜. 以医保为杠杆协同推进"三医联动"改革 [J]. 中国医疗保险,2018（11）：9–12.

附　录

表 1　疾病经济负担（影响）研究类型汇总

研究类型	定义和目标	实证方法	隐含的兴趣点	数据要求	优势	局限性	数据来源
COI研究	估算疾病和损伤造成的直接成本（医疗保健费用等）和间接成本（由疾病降低劳动投入造成的生产力损失的价值）	计算直接和间接成本以获得每个患者的成本，然后乘以病例数获得总疾病成本。传统上评估当年所有新病例的成本，或已经存在的和新的病例在当年生命期的成本。这通常表示为当年国内生产总值的百分比	隐含的参考点没有明确界定：直接成本以市场消费获得，间接成本是生产力损失的市场价值与市场消费，通常包括市场和非市场成本	疾病特异性流行病学数据（如患病率、发病率、死亡率）；直接成本（治疗、诊断、药物、医疗设备、运输、食品等）；间接成本（工作日损失、缺勤、失业、工资或其他边际生产率指标）	实施简单，数据和技术要求相对较低；在某些情况下免费提供数据；此方法估算的一些要素可用于解决其他具体问题（如由于某些疾病在总家庭、公司或政府层面造成的直接成本的金额）	对研究的兴趣点没有确定；没有考虑疾病对人口变化和人力资本（HK）投资的影响；HK方法缺乏之理论基础；HK通常高估了实际损失过为某些群体指定的（通常的价值），每个人都拥有相同的高的生产力率，因此往往会导致不公平性问题（通常指导致结果），从而引发了公平问题	一些发展中国家免费提供了一些大型的国家调查，生活水平测量研究，人口和健康专题国家和国际机构也收集在发达国家调查数据，特别是在一些专题研究，医疗卫生小组动态专题调查，欧洲联盟，澳大利亚和家庭、收入和劳动力动态；特定疾病可能需要收集主要调查数据
增长回归模型	估算健康指标对GDP增长的影响	假设一个生产函数，使用有形资本、人力资本作为投入。GDP的增长专题数据使用来估计生产函数的参数，从而计算健康指标对GDP增长的贡献	由于疾病而损失的市场生产（健康）和非市场（健康）的货币价值	经济数据（GDP、资本存量、投资、自然资源）；人口指标（按性别和年龄划分的人口、劳动力人口、人力资本（教育、经验）；流行病学数据（预期寿命、成人存活率、患病率、发病率、死亡率）	已建立了方法学；研究结果可以与其他研究进行比较；在某些情况下免费提供数据	许多研究使用不完全的人群健康度量（例如预期寿命）；由于需要使用同时确定健康和收入以同时确定多个国家的样本；计算经济学估计人；需要很多个国家的数据（而非一个国家）；结果对生产函数规格敏感	Penn世界表编制关于一系列宏观经济治标的国际专题数据，包括GDP增长、人口、投资、消费、政府支出、放度和价格。其他来源包括CIA世界概况和Thomson Datastream。世界银行提供的资本几个数据集，包括实物资本量、人力资本，以及世界发展指治机构学，WTO提供的流行病学和死亡率数据，世界银行，人类死亡率数据库和其他来源

续表

研究类型	定义和目标	实证方法	隐含的兴趣点	数据要求	优势	局限性	数据来源
校准模型	估算健康指标对GDP或GDP增长的影响	健康对收入的外部影响，这是从微观层面，即宏观层面，健康结合。这可以用来模拟健康对收入的直接影响和分析各国之间的差异，而健康的影响估计值则取自已发表或发表文献中（微观）	由于疾病而丧失的市场生产（健康）和非货币价值	经济数据（GDP，资本存量，投资，自然资源）；人口指标（按年龄和性别划分的人口，劳动力人口，人力资本（教育，经验）；流行病学数据（预期寿命，成人存活率，患病率，发病率，死亡率）	基于结构模型，因此避免了与经验增长模型相关的内生性；方法灵活，适合用于有限的数据，在某些情况下，有免费提供的数据提供	对工作人员的死亡率相关变化更敏感；对捕获发病率影响大敏感；可以将边际生产力或劳动力作为健康的函数的，但这是捕获发病率影响的一种方式，目前很少这样做，这意味着数据必须通常看着数据自着其他国家和地区	Penn 世界表编制的关于一系列宏观经济指标的国际专题数据，包括GDP增长，人口，投资，消费，政府支出，开放度和价格。其他来源包括 Thomson Datastream、世界银行提供的几个变量的资本存量和人力资本，以及世界发展指标；WTO 提供的数据，世界银行提供的流行病学和死亡率数据、人类死亡率数据库和其他来源
CGE模型	估算健康指标对GDP或GDP增长的影响，或者分部门对部门影响及分布影响	模型从个体单位（家庭，公司，政府等）的偏好和需求开始，逐步建立宏观经济市场清算，经济市场平衡等所有的价格集）；疾病影响被视为对劳动力供应和服务需求的冲击	由于疾病而导致市场生产（健康）和非货币市场价值的丧失；用于估算对不同方面的影响的模型，例如对劳动时间和生育率等的影响	描述整体经济分解的投入产出矩阵的输出矩阵；疾病特定的流行病学数据（患病率，发病率，死亡率，患病持续时间）；有无疾病的表征的参数	集中于一般均衡效应，捕获信息和部门间动态调整，这些可能被其他模型（如跨行业）忽略的波动效应	结果对参数/规格较敏感；需要大量的技术专业才能识别能获得所需的结果（显然在现在下降）；计算技术成本较高，数据获取仍然成本较高，但成本较高；求值严格；可用数据限制，完整性，可用数据是回顾性的；看着其他国家在其他地区或情况下，许多参数必须来自是免费的	国际粮食政策研究所提供了一系列贸易和社会会计矩阵，涵盖许多中国家；全球贸易分析项目也提供更详尽的数据，但成本较高；通用代数建模系统，可以用于了解解行的代数软件包，可以用于解决模型的算法；由 WTO 提供的流行病学和死亡率数据，世界银行人类死亡率数据，人类死亡率数据库和其他来源

续表

研究类型	定义和目标	实证方法	隐含的兴趣点	数据要求	优势	局限性	数据来源
全收入模型	评估健康指标对经济福利的影响	将死亡率和统计生命价值(VSL)的估计结合起来,把因疾病而丧失的生命通过预措措施挽救的生命转换成货币价值。然后将其添加到损失的市场生产的估计中,并解释为因疾病(通常死亡)的福利。这与当年的GDP相比较;揭示偏好或描述偏好技术的VSL作为替代方案来估计健康改善的支付意愿(WTP)	市场和非市场生产的货币价值加上市场价值;生命损失的估价值,被解释为因疾病(通常死亡)造成的社会福利丧失	经济数据(GDP,真实贴现率);统计生命价值,理想状态下是通过年龄、性别以及许多其他关键因素进行统计	可以估算其他方法不想捕获的"全部"经济影响;若有VSL可用,则具有相对适度的数据和可简单地实现技术要求	一些仍存在争议的参数,如VSL和贴现率,不可观察并备受争议;估计产生不受限的结果,可能难以解释;信息失败对愿意支付估计产生严重影响;更适用于死亡率而不是发病率影响	上述来源可用于获取宏观经济参数;统计生命的价值和流行病学数据可以从基于国家层面的估计或文献综述中获得

表 2　心血管疾病住院患者直接经济负担研究医院统计

单位：人次

序号	医院代码	一级医院	二级医院			三级医院			未定级医院
			甲	乙	未知	甲	乙	未知	
	总样本量	2 782	398 924	13 322	3 969	275 976	23 643	29 877	11 507
1	H144020016	1 009	0	0	0	0	0	0	0
2	H5020040024	823	0	0	0	0	0	0	0
3	H1089240013	347	0	0	0	0	0	0	0
4	H2030030018	229	0	0	0	0	0	0	0
5	H1120020013	217	0	0	0	0	0	0	0
6	H106020014	157	0	0	0	0	0	0	0
7	H140210015	0	24 322	0	0	0	0	0	0
8	H33810011	0	19 480	0	0	0	0	0	0
9	H33020020	0	17 508	0	0	0	0	0	0
10	H144210011	0	15 345	0	0	0	0	0	0
11	H144810013	0	14 309	0	0	0	0	0	0
12	H1015270011	0	14 227	0	0	0	0	0	0
13	H1015260012	0	11 197	0	0	0	0	0	0
14	H33240011	0	9 802	0	0	0	0	0	0
15	H1015220013	0	9 658	0	0	0	0	0	0
16	H1089230015	0	9 536	0	0	0	0	0	0
17	H2030280012	0	9 138	0	0	0	0	0	0
18	H144210015	0	9 077	0	0	0	0	0	0
19	H2030250014	0	8 886	0	0	0	0	0	0
20	H106220014	0	8 603	0	0	0	0	0	0
21	H140220013	0	8 435	0	0	0	0	0	0
22	H1089250012	0	8 079	0	0	0	0	0	0
23	H33230012	0	7 902	0	0	0	0	0	0
24	H2030020017	0	7 812	0	0	0	0	0	0
25	H1120030015	0	7 233	0	0	0	0	0	0
26	H1015260011	0	7 037	0	0	0	0	0	0
27	H106240011	0	6 111	0	0	0	0	0	0
28	H5020220011	0	6 100	0	0	0	0	0	0
29	H1015230014	0	6 076	0	0	0	0	0	0
30	H106020011	0	5 757	0	0	0	0	0	0
31	H1089210011	0	5 741	0	0	0	0	0	0
32	H2030210012	0	5 649	0	0	0	0	0	0
33	H5020210012	0	5 632	0	0	0	0	0	0
34	H103210015	0	5 630	0	0	0	0	0	0
35	H2030260011	0	5 239	0	0	0	0	0	0

续表

序号	医院代码	一级医院	二级医院			三级医院			未定级医院
			甲	乙	未知	甲	乙	未知	
36	H106230013	0	5 194	0	0	0	0	0	0
37	H2030270011	0	5 074	0	0	0	0	0	0
38	H106220011	0	4 922	0	0	0	0	0	0
39	H144030012	0	4 851	0	0	0	0	0	0
40	H33210011	0	4 770	0	0	0	0	0	0
41	H5020240012	0	4 675	0	0	0	0	0	0
42	H1120810011	0	4 444	0	0	0	0	0	0
43	H5020310012	0	4 294	0	0	0	0	0	0
44	H106210014	0	4 276	0	0	0	0	0	0
45	H1089220011	0	4 255	0	0	0	0	0	0
46	H5020230012	0	4 102	0	0	0	0	0	0
47	H5020300012	0	4 073	0	0	0	0	0	0
48	H106810011	0	4 055	0	0	0	0	0	0
49	H106250014	0	3 954	0	0	0	0	0	0
50	H2030050022	0	3 823	0	0	0	0	0	0
51	H2030250012	0	3 552	0	0	0	0	0	0
52	H1015210011	0	3 521	0	0	0	0	0	0
53	H1089240014	0	3 498	0	0	0	0	0	0
54	H5020290012	0	3 129	0	0	0	0	0	0
55	H1120210012	0	3 091	0	0	0	0	0	0
56	H1015090011	0	2 982	0	0	0	0	0	0
57	H1015020789	0	2 970	0	0	0	0	0	0
58	H106230011	0	2 918	0	0	0	0	0	0
59	H33020025	0	2 905	0	0	0	0	0	0
60	H2030230013	0	2 888	0	0	0	0	0	0
61	H106210013	0	2 503	0	0	0	0	0	0
62	H1120030011	0	2 196	0	0	0	0	0	0
63	H1015220012	0	1 642	0	0	0	0	0	0
64	H106810014	0	1 599	0	0	0	0	0	0
65	H2030210011	0	1 522	0	0	0	0	0	0
66	H1015250012	0	1 422	0	0	0	0	0	0
67	H1015070019	0	1 278	0	0	0	0	0	0
68	H1015230013	0	1 184	0	0	0	0	0	0
69	H1015070017	0	1 171	0	0	0	0	0	0
70	H1089260013	0	1 061	0	0	0	0	0	0
71	H5020240011	0	884	0	0	0	0	0	0
72	H5020280011	0	748	0	0	0	0	0	0

续表

序号	医院代码	一级医院	二级医院			三级医院			未定级医院
			甲	乙	未知	甲	乙	未知	
73	H5020810013	0	701	0	0	0	0	0	0
74	H1015260014	0	698	0	0	0	0	0	0
75	H1089230016	0	481	0	0	0	0	0	0
76	H33020022	0	417	0	0	0	0	0	0
77	H2030020123	0	337	0	0	0	0	0	0
78	H144810012	0	270	0	0	0	0	0	0
79	H5020230013	0	243	0	0	0	0	0	0
80	H140210012	0	241	0	0	0	0	0	0
81	H2030210014	0	173	0	0	0	0	0	0
82	H106220012	0	164	0	0	0	0	0	0
83	H140030169	0	145	0	0	0	0	0	0
84	H2030020012	0	89	0	0	2 841	0	0	0
85	H2030220011	0	18	0	0	0	0	0	1 946
86	H2030290012	0	0	6 518	0	0	0	0	0
87	H1089270011	0	0	1 833	0	0	0	0	0
88	H5020020011	0	0	1 222	0	7 099	0	0	0
89	H1015080013	0	0	914	0	0	0	0	0
90	H1015070015	0	0	809	0	0	0	0	0
91	H103210017	0	0	788	0	0	0	0	0
92	H1089310011	0	0	651	0	0	0	0	0
93	H1015080098	0	0	587	0	0	0	0	0
94	H5020260011	0	0	0	2 311	0	0	0	0
95	H1015220015	0	0	0	772	0	0	0	0
96	H1089020020	0	0	0	618	0	0	0	0
97	H1015080242	0	0	0	268	0	0	0	0
98	H33020011	0	0	0	0	25 197	0	0	0
99	H2030030017	0	0	0	0	24 384	0	0	0
100	H2030020122	0	0	0	0	22 250	0	0	0
101	H144020012	0	0	0	0	21 035	0	0	0
102	H1015030014	0	0	0	0	18 390	0	0	0
103	H1089020014	0	0	0	0	17 137	0	0	0
104	H1015070020	0	0	0	0	16 891	0	0	0
105	H1015030013	0	0	0	0	14 921	0	0	0
106	H5020040015	0	0	0	0	13 035	0	0	0
107	H1015030011	0	0	0	0	12 090	0	0	0

续表

序号	医院代码	一级医院	二级医院			三级医院			未定级医院
			甲	乙	未知	甲	乙	未知	
108	H2030040011	0	0	0	0	11 836	0	0	0
109	H5020040012	0	0	0	0	11 574	0	0	0
110	H1015050012	0	0	0	0	9 370	0	0	0
111	H140020015	0	0	0	0	9 143	0	0	0
112	H106030014	0	0	0	0	8 594	0	0	0
113	H140020012	0	0	0	0	8 434	0	0	0
114	H1089020017	0	0	0	0	4 819	0	0	0
115	H2030030012	0	0	0	0	4 730	0	0	0
116	H1015030021	0	0	0	0	4 049	0	0	0
117	H2030050014	0	0	0	0	3 361	0	0	0
118	H103020013	0	0	0	0	1 061	0	0	0
119	H140020011	0	0	0	0	1 026	0	0	0
120	H5020030012	0	0	0	0	978	0	0	0
121	H1015030017	0	0	0	0	612	0	0	0
122	H33020016	0	0	0	0	552	0	0	0
123	H1015030015	0	0	0	0	299	0	0	0
124	H2030020013	0	0	0	0	136	0	0	0
125	H1015070012	0	0	0	0	132	0	0	0
126	H106040012	0	0	0	0	0	8 640	0	0
127	H33020012	0	0	0	0	0	6 714	0	0
128	H106030012	0	0	0	0	0	6 059	0	0
129	H2030030011	0	0	0	0	0	1 297	0	0
130	H1015030022	0	0	0	0	0	933	0	0
131	H1015020012	0	0	0	0	0	0	11 732	0
132	H5020020014	0	0	0	0	0	0	8 160	0
133	H1015070016	0	0	0	0	0	0	7 716	0
134	H2030810013	0	0	0	0	0	0	2 269	0
135	H33220016	0	0	0	0	0	0	0	3 144
136	H140020018	0	0	0	0	0	0	0	2 427
137	H140210017	0	0	0	0	0	0	0	2 390
138	H5020240124	0	0	0	0	0	0	0	830
139	H1015080011	0	0	0	0	0	0	0	284
140	H2030230012	0	0	0	0	0	0	0	255
141	H106810013	0	0	0	0	0	0	0	231

表3 肺癌住院患者直接经济负担研究医院统计

单位：人次

序号	医院代码	二级医院		三级医院		未定级医院
		甲	乙	甲	乙	
	总样本量	13 249	23	16 668	3 057	1 681
1	H144210011	1 306	0	0	0	0
2	H144810013	1 190	0	0	0	0
3	H1015270011	1 130	0	0	0	0
4	H33810011	1 084	0	0	0	0
5	H33020020	917	0	0	0	0
6	H140210015	662	0	0	0	0
7	H144210015	578	0	0	0	0
8	H1015220013	501	0	0	0	0
9	H1015260012	478	0	0	0	0
10	H103210015	380	0	0	0	0
11	H5020240012	361	0	0	0	0
12	H5020220011	267	0	0	0	0
13	H140220013	260	0	0	0	0
14	H106020011	245	0	0	0	0
15	H33230012	229	0	0	0	0
16	H2030020017	219	0	0	0	0
17	H1015260011	201	0	0	0	0
18	H2030280012	200	0	0	0	0
19	H1015020789	197	0	0	0	0
20	H1120030015	192	0	0	0	0
21	H5020310012	182	0	0	0	0
22	H106220014	177	0	0	0	0
23	H2030270011	169	0	0	0	0
24	H2030250014	168	0	0	0	0
25	H5020290012	153	0	0	0	0
26	H106210014	152	0	0	0	0
27	H1089250012	152	0	0	0	0
28	H106240011	146	0	0	0	0
29	H1015230014	144	0	0	0	0
30	H33210011	144	0	0	0	0
31	H1015090011	133	0	0	0	0
32	H1089230015	131	0	0	0	0
33	H2030050022	129	0	0	0	0
34	H2030210012	121	0	0	0	0

续表

序号	医院代码	二级医院		三级医院		未定级医院
		甲	乙	甲	乙	
35	H1015210011	119	0	0	0	0
36	H1089210011	112	0	0	0	0
37	H2030250012	108	0	0	0	0
38	H5020300012	107	0	0	0	0
39	H106220011	105	0	0	0	0
40	H5020020011	0	23	1 125	0	0
41	H144020012	0	0	2 060	0	0
42	H1015030013	0	0	1 874	0	0
43	H1015030015	0	0	1 360	0	0
44	H2030030017	0	0	1 343	0	0
45	H1015030014	0	0	1 224	0	0
46	H2030020122	0	0	1 178	0	0
47	H1089020014	0	0	982	0	0
48	H5020040012	0	0	974	0	0
49	H33020011	0	0	908	0	0
50	H1015070020	0	0	621	0	0
51	H5020040015	0	0	612	0	0
52	H140020012	0	0	541	0	0
53	H106030014	0	0	514	0	0
54	H2030040011	0	0	347	0	0
55	H1015050012	0	0	315	0	0
56	H140020015	0	0	243	0	0
57	H2030020012	0	0	174	0	0
58	H103020013	0	0	137	0	0
59	H2030050014	0	0	136	0	0
60	H33020012	0	0	0	1 234	0
61	H106040012	0	0	0	828	0
62	H2030030011	0	0	0	349	0
63	H1015030022	0	0	0	326	0
64	H106030012	0	0	0	320	0
65	H1015020012	0	0	0	0	1 269
66	H5020020014	0	0	0	0	293
67	H2030810013	0	0	0	0	119

后 记

2001 年，两名英国护士和一名瑞士康复师应邀到柳州某大型综合医院工作，为期两年。因当时很多医务人员不懂英语，造成沟通交流不畅、工作成效不明显，急需招聘英语专业人员，正巧让英语专业毕业的我碰上了，之后一工作就是 20 年。这一工作让我深入了解了医疗服务费、医保运行等方面的情况和问题。我曾遇到一个反复到医院和卫生行政主管部门投诉的 70 多岁患者，投诉的原因是他在医院看病时，医生为其开单检查后并没有确诊（预期的疾病），但把医保卡里的钱基本花完了（企业退休工人，医保钱不多）。由于医生没有违反操作规程，医院没有理由退钱或者补偿该患者。出于人道主义，我个人给他补贴 200 元并进行安抚，这才解开老大爷的心结。日常工作中，治疗后"人财两空"的患者家属到医院大闹的情况并不鲜见，不满意医疗费用、医疗服务态度、诊疗效果等造成的医闹或伤医事件时不时出现在网络新闻和现实生活里。这不仅成为医疗卫生界的棘手问题，而且在一定程度上已成为影响社会稳定及发展的大问题。作为一名医院管理人员，我常常想，我能为此做些什么？

2006—2009 年我攻读公共管理硕士，研究的是新型农村合作医疗，毕业论文撰写的是《柳州新型农村合作医疗执行问题研究》。在论文研究过程中，我深切感受到农民患者就医负担之重，提出了加强新型农村合作医疗定性及立法、制定地方性执行方案、扩大覆盖面、建立多渠道筹资和监管机制等建议，以提高新型农村合作医疗的补偿效率。

2014—2017 年攻读博士期间，我在国内导师和美国导师的指导下，开展基于大数据的疾病经济负担研究，撰写了《基于大数据的住院患者直接医疗负担研究——以广西心血管病及肺癌为例》毕业论文。通过挖掘医疗大数据，对不同层级医院医疗条件、医疗水平、经济条件、诊疗方式、医疗服务效率和医疗费用的相关性进行评价，提出了合理控制医疗费用和提高有限医疗卫生资源使用效率的具体建议。

博士毕业后，我在前期研究基础上，继续与科研团队一起开展基于大数据的医疗负担研究，主持了国家自然科学基金和广西自然科学基金课题，对广西鼻咽癌等疾病住院患者直接经济负担和诊疗成本效益进行研究，对不同层级医院医疗水平、诊疗方式、医疗费用与诊疗效果的相关性进行评估，提出了控制医疗费用、合理配置与利用医疗卫生资源的相关建议。

拙著是博士毕业论文、国家自然科学基金和广西自然科学基金课题研究的成果结集。研究结果表明,一方面,广西的医疗费用、患者住院直接医疗负担得到一定程度的控制。特别是 2014 年以后,医疗费用处于相对稳定状态,说明近年来采取的一系列政策措施如基本药物目录、药品耗材零加成、药品耗材带量采购、药品耗材集采、DRG 医疗保险支付方式改革等取得了成效;但是死亡组医疗费用较高,需要相关部门进一步完善医疗卫生服务体系,加强医养融合发展,提高有限医疗资源的使用效率。另一方面,患者个人支付比例较高,超出了国家要求的自付比例(不高于 30%),这是看病贵及部分家庭因病致贫、因病返贫最直接的原因。因此,需要采取提高医保支付比例、加强"三医联动"等措施,进一步降低患者自付比例,提高百姓就医获得感,减少医患矛盾的发生。

目前,中国已成为世界第二大经济体,但经济社会发展不平衡、贫富差距较大。在迎来中国共产党成立一百周年的重要时刻,习近平总书记强调,经过全党全国各族人民共同努力,我国脱贫攻坚战取得了全面胜利,现行标准下 9 899 万农村贫困人口全部脱贫。因而我国医疗事业需要多关注刚刚脱贫的人口,制定更加优惠的医疗卫生服务政策;医务人员在为这类人群提供医疗服务的时候,需要科学化与人性化并重,尽量减少因病返贫现象发生。

最后,感谢韦波教授、王玉生教授和赵乐平教授(美国)三位恩师的耐心指导和无私帮助,韦教授是我的博导,王教授是我的硕导,赵教授是我在美国学习时的指导老师。从科研思路到写作,无不凝聚着三位恩师细致入微的指导。同时,三位恩师在工作、生活上给予我无微不至的关怀,为我提供了很多学习和社会实践的机会和平台,给予了诸多支持与鼓励。三位恩师深厚的学术造诣、忘我的工作精神、博大的胸襟、长者的和蔼可亲,我终生难忘。在此谨向三位恩师表达最诚挚的敬意。同时,我还要感谢同事、同门的支持与帮助,特别是我的硕士同门师妹罗丹、曾庆熹和博士同门师弟龙建雄,为本书的完稿提供了很大的帮助,不胜感激。

周丽芳

2023 年 3 月